AF331932

Clinique des voies urinaires — Hôpital Necker

Denis **COURTADE**

ÉLECTROTHÉRAPIE

APPLIQUÉE A L'UROLOGIE

Préface de M. le Professeur F. LEGUEU

E. LE FRANÇOIS, ÉDITEUR

NOTIONS PRATIQUES
D'ÉLECTROTHÉRAPIE
APPLIQUÉE A L'UROLOGIE

8° Te⁹⁴
59

DU MÊME AUTEUR

Travaux concernant les voies génito-urinaires.

a. — **PHYSIOLOGIE**

1. *Sur le reflux du contenu vésical dans les uretères.* En collab. avec le Dr J. F. Guyon. Société de Biologie, 7 Juillet 1894.
2. *Innervation des muscles de la vessie.* En collab. avec le Dr J. F. Guyon. Société de Biologie, 27 Juillet 1895.
3. *Sur la résistance du sphincter vésico-urétral.* En collab. avec le Dr J. F. Guyon. Société de Biologie, 27 Juillet 1895.
4. *Contribution à l'étude de l'innervation motrice de la vessie.* En collaboration avec le Dr J. F. Guyon. Archives de physiologie, Juillet 1896.
5. *Fonction réflexe du ganglion mésentérique inférieur.* En collab. avec le Dr J. F. Guyon. Soc. de Biol., 24 Juillet 1897.
6. *Sur la contracture du muscle vésical.* En collab. avec le Dr J. F. Guyon. 27 Juillet 1901.
7. *Excitabilité comparée du nerf érecteur sacré et du nerf hypogastrique.* En collaboration avec le Dr J. F. Guyon. Soc. de Biol., 23 Mars 1901.
8. *Physiologie des injections uretrales* (dans Leçons cliniques sur les maladies des voies urinaires de M. le Professeur Guyon, 3e édition, t. III).

b. — **PATHOLOGIE**

9. *Traitement des cystites par l'ionisation intra-vésicale.* Assoc. fr. d'urologie, 1908
10. *Pathogénie de l'incontinence dite essentielle d'urine.* Assoc. fr. d'urologie, 1908.
11. *Physiologie patholog. du spasme de l'urètre.* Assoc. fr. d'urologie, 1909.
12. *Rapport entre l'incontinence d'urine infantile et la polyurie essentielle.* Société de l'Elysée. Déc. 1909.
13. *Des prostatites et de leur traitement électrique.* Soc. franç. d'Electroth., 1909.
14. *Traitement électrique des maladies de l'urètre.* Annales d'électrobiologie et de radiologie, 1910.
15. *De l'ionisation dans les affections des voies urinaires.* Leçons professées à la clinique des voies urinaires. Annales des mal. des org. génito-urin., 1910.
16. *Des névralgies génito-urin. et de leur traitement par l'électricité.* Annales d'Electrobiol. et de radiologie, 1910.
17. *De l'incontinence d'urine chez les enfants et en particulier de l'incontinence nocturne dite essentielle.* Publié dans Monographies cliniques, n° 65, Masson, 1911.
18. *Nouveau béniqué destiné à pratiquer la dilatation électrolyt. de l'urètre.* Soc. de l'Elysée, 7 Janvier 1913.
19. *Article névralgie rénale, dans l'Encyclopédie française d'urologie,* 1914 (25 pages).
20. *Article, Troubles fonctionnels de la vessie, dans l'Encyclopédie française d'urologie,* 1921 (70 pages).

NOTIONS PRATIQUES
D'ÉLECTROTHÉRAPIE

APPLIQUÉE A L'UROLOGIE

PAR

le Docteur Denis COURTADE

Ancien interne des Hôpitaux
Chef de Laboratoire à la Faculté de Médecine
Membre de la Société de Biologie
Lauréat de l'Institut

PRÉFACE

DE

Monsieur le Professeur LEGUEU

DEUXIÈME ÉDITION

PARIS
LIBRAIRIE E. LE FRANÇOIS
9 ET 10, RUE CASIMIR-DELAVIGNE
ET 91, BOULEVARD SAINT-GERMAIN

1921
Tous droits réservés.

Tous droits de traduction et de reproduction réservés pour tous pays.
Copyright by Le François, 1921.

A mon très cher et regretté maître

le Professeur GUYON, membre de l'Institut.

———

A mon très cher maître le Professeur LEGUEU.

PRÉFACE

DE LA DEUXIÈME ÉDITION

Les applications électriques sorties depuis longtemps du domaine de la pathologie nerveuse, occupent actuellement une place considérable dans la thérapeutique urinaire. Certaines formes de courant, surtout les courants de haute fréquence, sous forme de thermo-pénétration, et les courants galvaniques, sous forme d'ionisation, rendent chaque jour les plus grands services.

Il n'est donc plus permis à un urologiste d'ignorer les applications à la pathologie de son appareil, d'un élément susceptible d'une pareille efficacité.

Il doit acquérir d'abord des notions étendues sur la valeur et le mode d'action de cet agent thérapeutique précieux; mais il doit aussi posséder à fond la physiologie de l'organe auquel il veut s'adresser, et il doit connaître enfin, dans la pathologie urinaire, les principales indications que l'expérience a montrées jusqu'alors comme particulièrement fondées pour l'application de l'électricité.

C'est parce qu'il réalise ce programme que le livre de M. Courtade a vu rapidement sa première édition épuisée. L'auteur, en effet, est non seulement un électricien de haute valeur et depuis longtemps apprécié, il s'est fait encore connaître par des travaux importants de pure physiologie et, depuis trente ans, il enseigne l'électrothérapie à la Clinique de Necker.

Ainsi, physiologiste, électricien, urologiste, M. Courtade était donc plus indiqué que tout autre pour exposer, dans un petit ouvrage pratique, les ressources du traitement électrique sous ses diverses formes, et c'est ce qu'il a déjà fait avec un plein succès dans la deuxième édition de ce livre.

La description du traitement électrique y est toujours précédée d'un résumé des principales notions de pathologie et de physiologie indispensables à connaître. Ainsi compris ce livre comblait une lacune, et du premier coup il avait atteint son but.

La nouvelle édition que je présente au public comporte quelques améliorations de détail, mais, dans l'ensemble, le livre reste le même : il n'y avait pour ainsi dire rien à y changer.

Cette nouvelle édition aura, j'en suis sûr, le même succès que la première, et je m'en félicite, car elle fait le plus grand honneur à la Clinique de Necker.

Professeur LEGUEU.

10 Janvier 1921.

PRÉFACE

DE LA PREMIÈRE ÉDITION

M. Denis Courtade a voulu dès les premières lignes de son introduction, faire appel à la méthode et à l'esprit clinique. Il emploie une formule heureuse quand il écrit : « Il ne s'agit pas de ce qu'il faut faire, mais bien pourquoi il faut le faire. »

Il s'agit en effet des indications.

En présence du malade il en est nécessairement question. « Il faut avoir une prompte appréhension de ce qui peut profiter ou nuire, trouver une voie sûre pour parvenir à quelque intention qui guide et conduit le chirurgien à connaître, préserver ou guérir le sujet qui lui est mis entre les mains. L'indication est une entrée à agir ou à opérer. » C'est ainsi que Galien qualifie l'Indication au deuxième livre de la méthode, chapitre VII. Si j'ai choisi un si lointain exemple, c'est que pareils préceptes sont en la nature des choses. Ils ont toujours régi et régiront encore la clinique.

Le mot indication, on le sait, était anciennement propre aux médecins et aux chirurgiens. On le considérait comme n'étant pas à l'usage vulgaire. Ce n'est pas indifférent d'en faire la remarque à notre époque où d'incessants progrès nous imposent, de plus en plus, l'attentive et minutieuse recherche des indications. *Il n'est aucune de ces recherches, qui, en clinique, mérite davantage d'être étudiée à ses véritables sources.*

M. Courtade avait acquis déjà la notoriété lorsqu'il fut attaché en 1890 au service de la consultation des maladies de l'appareil urinaire à l'Hôpital Necker. Aussi bien dans les applications de l'électricité aux maladies que dans l'étude des problèmes physiologiques, il avait donné ses preuves. Après avoir fait bénéficier les malades de son expérience et de son grand savoir, il remplit actuellement une fonction nouvelle : il enseigne l'Électrothérapie à la Clinique de Necker.

Les Notions pratiques d'Électrothérapie appliquée à l'urologie ont eu près des élèves un succès qui a déterminé l'auteur à leur rendre un nouveau service en publiant ces utiles leçons.

F. GUYON.

LEÇON I[1]

Introduction.

Parmi les grandes découvertes dont peut, à juste titre, s'enorgueillir la science, l'électricité occupe maintenant une place de premier ordre. De toutes les forces mises par la nature à notre disposition, aucune n'a fait plus de progrès, et n'a transformé d'une manière aussi radicale les conditions de la vie sociale et matérielle : chaque science, chaque art a cherché à l'utiliser.

La médecine n'est certes pas restée en arrière. Aux formes de l'énergie électrique déjà connues, telles que les courants induits, galvanique et statique, sont venues s'ajouter des formes nouvelles dont la valeur thérapeutique est incontestable : je veux parler des courants sinusoïdaux et de haute fréquence.

J'aurai à traiter devant vous, dans ces quelques leçons, de ces différents modes d'électricité, appliqués à l'urologie.

Je pourrais entrer immédiatement dans le cœur du sujet, et passer en revue les différentes affections des voies génito-urinaires en vous disant : Ici vous devez employer le courant faradique de la bobine à gros fil, là l'électricité galvanique à faible intensité, là encore l'électricité statique.

Mais je crois qu'à la fin du cours, vous ne seriez guère

1. Leçons faites à la clinique des voies urinaires de l'hôpital Necker.

beaucoup plus avancés; car il ne s'agit pas de savoir ce qu'il faut faire, mais bien pourquoi il faut le faire.

Pour cela il faut trois choses :

1° Avoir une connaissance sinon complète, du moins suffisante de l'agent thérapeutique que vous aurez à employer;

2° Connaître d'une manière approfondie la physiologie de l'organe dont vous aurez à soigner les maladies;

3° Connaître enfin dans ses moindres détails la maladie que vous aurez à traiter.

1. La connaissance suffisante de l'agent thérapeutique doit être faite non seulement au point de vue technique pur, mais aussi au point de vue des propriétés physiques et biologiques. Il ne suffit pas pour appliquer l'électricité d'apprendre à manier un appareil à courant continu ou à courant interrompu; de savoir si on doit employer le pôle positif ou le pôle négatif, de savoir s'il faut se servir d'électrodes sèches ou bien d'électrodes humides. Il faut encore bien connaître la théorie des différents courants, et les principaux effets soit physiques soit physiologiques qu'ils sont capables de produire. Si on sait, par exemple, qu'un courant galvanique même faible peut, au bout d'un certain temps, produire de la mortification de la peau ou des muqueuses, on surveillera attentivement son malade; on soulèvera de temps en temps les électrodes, on les changera de place, surtout s'il s'agit d'une muqueuse; on étudiera la rougeur de la peau, et on ne laissera jamais un malade s'électriser lui-même avec les appareils galvaniques.

De cette façon vous n'irez jamais au hasard, et vous saurez toujours pourquoi vous employez telle ou telle technique.

De même que toutes les autres sciences, la médecine tend de plus en plus à devenir une science exacte. Nous avons pu asservir à des lois nettement établies le plus grand nombre des phénomènes se passant dans la nature. Pourquoi n'en serait-il pas de même en médecine?

Le corps humain, tant au point de vue physique que physiologique, fait partie de la nature en général. Les lois qui régissent le fonctionnement de nos organes ne diffèrent en rien de celles auxquelles obéit la matière. Il n'existe pas de forces mystérieuses mettant nos organes en mouvement, et l'irritabilité animale n'est qu'un chapitre de l'irritabilité universelle.

Depuis le minéral le plus simple jusqu'à l'animal le plus compliqué en organisation, tout n'est qu'assemblage dans des proportions variées des différents corps simples connus : les phénomènes qu'ils présentent sont tous de même ordre et obéissent aux mêmes lois. Un grand nombre de changements physicochimiques qui président à l'assimilation et à la désassimilation s'accompagnent de production d'électricité. Vous savez en effet que lorsqu'un muscle se contracte, il se produit un courant électrique que l'on a pu mesurer d'une manière exacte. Certains animaux, comme la torpille, possèdent même des organes destinés exclusivement à produire de l'électricité : l'électricité serait ici comme une sorte d'excrétion dynamique. D'autres phénomènes se produisant dans la matière organisée sont d'ailleurs liés intimement à des phénomènes électriques ou peuvent être modifiés par eux ; par exemple les échanges osmotiques, les variations de tension superficielle, l'ionisation des molécules et vous savez quelle importance a acquise, dans ces dernières années, la théorie des électrons.

La plupart des phénomènes vitaux sont peut-être liés à différentes modalités d'énergie électrique, et il n'est pas impossible qu'un jour nous arrivions à nous rendre assez maîtres de cet agent pour pouvoir agir d'une manière sûre et efficace dans la plupart des maladies.

Il importe donc d'avoir une connaissance la plus complète possible des phénomènes électriques en eux-mêmes et des effets variés qu'ils peuvent produire.

Ces effets consistent, comme nous le verrons, en transformation de l'énergie électrique en d'autres énergies.

Quelques-uns d'entre vous m'objecteront peut-être que la pratique doit tout primer et que pourvu que l'on ait des résultats, le reste n'est rien.

Je suis entièrement de leur avis : mais il convient de remarquer que la pratique, c'est-à-dire le fait de soigner des malades, n'est en quelque sorte qu'une expérimentation, et vous savez, comme le dit si bien Claude Bernard, que pour qu'une expérience réussisse, il faut que son déterminisme ait été soigneusement établi. Si, dans l'expérience que vous faites, quand vous traitez un malade, vous n'êtes pas guidés d'une manière parfaite, non seulement vous aurez des insuccès, mais souvent des résultats très désagréables. Quant à vous servir de la pratique des autres, vous ne pouvez le faire avec fruit que si vous êtes bien instruit. Il faut avoir tous les atouts dans son jeu, surtout quand on expérimente sur la matière vivante. En effet, il vous sera toujours facile de répéter une expérience faite par d'autres sur des phénomènes physiques ou chimiques simples ; mais il n'en est pas de même chez l'être vivant, quoique tout soit chez lui d'origine chimique ou physique. Car les conditions varient pour un même malade avec l'âge, le sexe, le tempérament, les saisons, etc. Il faut savoir adapter d'une manière parfaite l'agent thérapeutique à toutes ces conditions différentes et n'être jamais pris au dépourvu.

Faites de la pratique et toujours de la pratique, mais que cette pratique soit guidée autant que possible par des notions précises, non seulement sur l'agent à expérimenter, mais aussi sur le corps que l'agent doit impressionner.

Je crois donc indispensable, avant d'aborder la partie

thérapeutique proprement dite de vous exposer les notions nécessaires à connaître sur l'électricité et ses différents effets. Ces notions, le praticien devra toujours les avoir présentes à l'esprit quand il voudra appliquer un traitement électrique quelconque. S'il les ignore, il ira au hasard et s'il guérit quelquefois son malade, il s'expose à lui être le plus souvent inutile et un grand nombre de fois nuisible.

Les connaissances à acquérir, dégagées de toute théorie, sont très simples à retenir et je tâcherai de les exposer le plus clairement et en même temps le plus complètement possible.

2. La connaissance de l'agent électrique est quelque chose, mais ce n'est pas tout : il faut encore bien connaître le fonctionnement de l'organe dont on doit traiter les maladies.

Je serai donc amené à exposer les principales connaissances physiologiques, lorsqu'elles vous seront indispensables. Si j'ai à vous exposer le traitement des névralgies rénales, il sera parfaitement inutile de faire la physiologie de la sécrétion du rein. Mais s'il s'agit des paralysies vésicales, la connaissance complète de la physiologie du muscle de la vessie s'impose.

Il faut, en effet, savoir non seulement quel courant il faudra employer, mais aussi quelle partie de la vessie il faudra électriser, quels nerfs sympathiques ou médullaires devront être excités.

3. Enfin il est indispensable de connaître dans ses moindres détails la pathologie de l'affection que l'on traite. Je serai ici beaucoup plus bref : car vous connaissez tous très bien les différents symptômes des maladies que vous aurez à traiter. Cependant, il est certains points sur lesquels j'insisterai, car ils devront être toujours présents à l'esprit au moment d'instituer le traitement. Lorsque toutes ces notions auront été acquises, alors seulement, je

pourrai vous dire comment il faudra appliquer l'électricité.

Le *modus faciendi* vous paraîtra tout naturel et il pourra même être prévu d'avance par vous.

Si vous avez à traiter une incontinence d'urine infantile, il faudra que vous sachiez qu'il en existe deux sortes : une avec irritabilité vésicale exagérée, l'autre avec atonie sphinctérienne, si bien décrite par M. le professeur Guyon. Supposons que vous ayez à traiter cette dernière forme. La physiologie vous apprend qu'il existe là un muscle strié, le sphincter de l'urètre membraneux. La pathogénie de la maladie vous aura démontré que c'est lui qui est en cause. Vous aurez appris en outre que ces muscles sont surtout bien excités par le courant faradique provenant de la bobine à gros fil.

Comme le muscle est déjà atonique par lui-même, vous ferez attention à ne pas le tétaniser et pour cela vous emploierez des intermittences lentes, car vous aurez appris que le muscle commence à se tétaniser lorsque le nombre d'intermittences dépasse de 10 à 12 par seconde. Vous voyez que connaissant bien la pathogénie de la maladie, et l'action physiologique des différents courants, vous serez à même de bien traiter votre malade.

L'électrothérapie qui semble très difficile sans les notions préliminaires que j'aurai à vous exposer, devient, lorsqu'on les possède, très facile à appliquer.

Voici quel sera le plan de ces leçons :

J'exposerai d'abord les notions d'électricité physique et d'électrophysiologie indispensables à connaître.

J'aborderai ensuite l'étude des différentes maladies que je classerai de la manière suivante :

1. Maladies d'origine neuro-musculaire, *sine materia.*

2. Maladies organiques.

Dans chaque maladie j'exposerai d'abord :

a. Les notions de physiologie devant être toujours présentes à l'esprit.

b. Les principales notions de pathologie permettant d'appliquer le traitement av c le plus de fruit.

c. Je complèterai à propos du traitement électrique les notions générales que je n'aurai fait qu'effleurer dans les premières leçons.

I. NOTIONS PRATIQUES D'ÉLECTRICITÉ GÉNÉRALE

Qu'est-ce que l'électricité?

L'électricité est une forme de l'énergie.

La matière, par elle-même est, du moins en apparence, parfaitement inerte : elle n'est mise en mouvement pour former les différents corps que par des phénomènes énergétiques. Les corps étudiés en chimie soit inorganique soit organique n'existent en effet et ne changent de nature que par suite d'une modification de leur énergie actuelle. Si cette dernière disparaissait, tous les corps composés cesseraient d'exister, et dans chaque corps simple l'état moléculaire ne pourrait pas persister : il ne resterait plus que des atomes formant un immense chaos. C'est grâce à la présence de l'énergie et de ses manifestations qualitatives et quantitatives que l'immensité de l'espace s'anime et que chaque corps paraît doué d'une vie propre.

Nous pouvons constater la présence d'une énergie, soit parce qu'elle impressionne directement un de nos sens, soit parce qu'elle se transforme dans une autre espèce d'énergie qui peut être perçue par nos sens.

La lumière, la chaleur font partie des énergies que nous pouvons directement percevoir par un de nos sens. Il n'en est pas de même de l'électricité : aucun de nos sens ne peut la percevoir et c'est pour cela qu'elle est restée si longtemps inconnue : on n'a démontré son existence que parce qu'elle se transforme en d'autres formes d'énergie.

Dans la nature, a dit Lavoisier, rien ne se perd, tout se transforme. Cette loi est toujours vraie, et l'étude des phénomènes électriques en donne une éclatante confirmation.

Vous connaissez les principales formes de l'énergie, la chaleur, la lumière, l'action chimique, l'électricité.

Il existe encore certainement d'autres modes d'énergie qui nous échappent, comme l'était l'électricité, soit parce qu'ils n'impressionnent aucun de nos sens, soit parce que leur transformation en d'autres énergies est passée inaperçue.

On peut citer par exemple les rayons X, que l'on était déjà parvenu à produire mais sans le savoir. Il fallut que Rœntgen, en 1895, remarquât l'illumination de parcelles de platino-cyanure de baryum placées dans leur voisinage, pour que leur existence fût reconnue. Les me.veilleuses propriétés de l'uranium et du radium seraient encore certainement à découvrir si les propriétés des rayons **X** n'avaient pas été antérieurement découvertes. C'est en effet en cherchant si les différents corps connus émettaient des radiations invisibles que Becquerel découvrit la radioactivité de l'uranium.

Nous allons maintenant aborder l'étude des différentes formes d'électricité que vous aurez à appliquer. Cette étude sera *volontairement incomplète* et je n'exposerai que les connaissances que je crois indispensables à connaître pour que le médecin puisse s'orienter lorsqu'il veut appliquer un traitement électrique dans les maladies des voies génito-urinaires.

L'électricité ne se trouve pas toute préparée dans la

nature, du moins sous une forme utilisable, et nous devons la fabriquer nous-mêmes. Nous avons, pour notre usage thérapeutique à la produire de quatre manières différentes.

1. En premier lieu, nous nous adresserons à l'action chimique des acides sur certains métaux, surtout le zinc et nous aurons ce que l'on appelle *l'électricité galvanique*.

2. Nous pourrons utiliser les phénomènes d'induction produits par les courants électriques et les aimants sur un circuit fermé : c'est ce qui constitue soit le *courant faradique*, soit les *courants sinusoïdaux* qui ne sont qu'une variante de ce dernier.

3. L'électricité produite par le frottement formera le domaine de *l'électricité statique*.

4. Enfin nous pourrons employer la décharge des condensateurs pour la formation *des courants de haute fréquence*.

Je ne saurai passer sous silence certaines autres formes de l'énergie qui ont avec l'électricité de grandes affinités, comme les rayons X et le radium. On a pu les utiliser avec fruit dans le traitement des maladies des voies génito-urinaires, et sans faire leur étude complète, nous en signalerons en temps et lieu, les propriétés et les effets thérapeutiques.

I. — Électricité galvanique.

Mode de production. — L'électricité galvanique, ou à courant continu, se produit le plus habituellement par l'action des acides sur les métaux dans un appareil auquel on a donné le nom de pile.

Prenons un morceau de zinc pur, ou amalgamé (fig. 1 A)

et plongeons-le dans de l'eau acidulée au 1/10 par un acide, l'acide sulfurique, par exemple (fig. 1 B).

Si on examine attentivement les phénomènes qui se produisent, on ne voit en apparence aucun fait saillant. Le zinc ne s'use pas, il ne se dégage aucun gaz et le liquide acide paraît complètement inactif. Et cependant l'équilibre électrique est détruit.

En effet, le zinc et le liquide qui, à l'état isolé, étaient au potentiel 0, c'est-à-dire au potentiel de la terre, sont le siège de phénomènes électriques aussitôt que le contact est établi, et on peut facilement constater au moyen d'un électromètre sensible que le zinc se trouve chargé d'électricité négative et le liquide acide d'électricité positive.

Il suffit donc que du zinc soit mis en contact avec de l'eau acidulée pour que l'équilibre soit détruit et si l'appareil est bien isolé, cet état persistera indéfiniment sans que le zinc change de poids d'une façon nettement appréciable avec nos instruments de mesure, et sans que la composition du liquide se modifie d'une façon sensible.

L'électricité produite reste dans un état que l'on pourrait appeler statique et elle est en si faible quantité que, seul, un instrument très délicat peut faire constater sa présence.

Qu'arrivera-t-il si nous réunissons extérieurement le zinc au liquide? (fig. 1 C).

Des phénomènes tout à fait différents se produiront.

Pour ne pas compliquer l'expérience nous prendrons pour établir le contact un corps qui ne soit pas attaqué par le liquide.

Pour cela plongeons dans l'eau acidulée soit un morceau de charbon, soit un métal non attaqué par l'eau acidulée, comme le platine, et réunissons-le extérieurement au zinc par un fil de cuivre.

Aussitôt que le contact est établi, nous voyons d'abord

une abondante production de gaz H qui va s'accumuler sur le charbon.

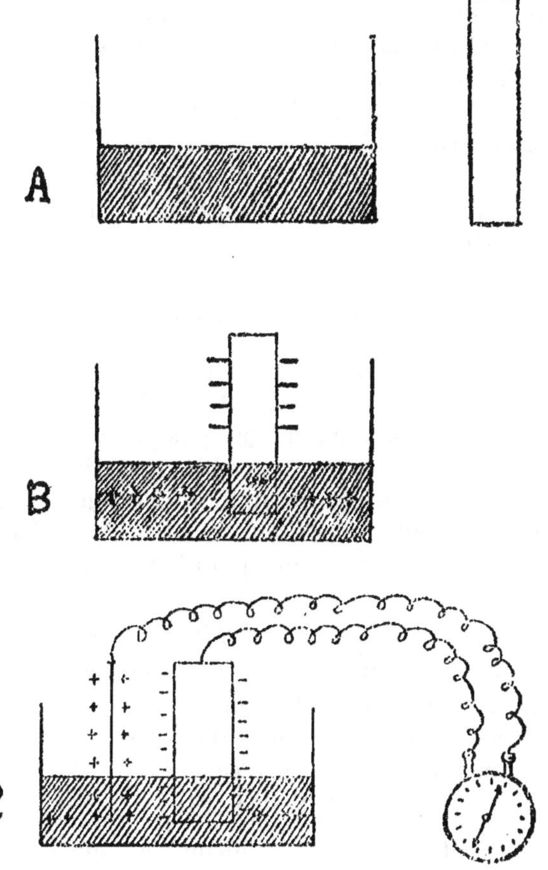

Fig. 1.

Si nous pesons le zinc au bout d'un temps assez court, nous verrons qu'il a diminué de poids d'une façon sensible.

La composition du liquide s'est modifiée : on trouve en dissolution du sulfate de zinc qui était antérieurement absent.

Enfin si on place sur le trajet du fil extérieur une aiguille aimantée ou un galvanomètre, on constate le passage d'un courant plus ou moins intense allant extérieurement du charbon, c'est-à-dire du pôle positif, au zinc, c'est-à-dire au pôle négatif.

Voilà les phénomènes que l'on observe suivant que le zinc et le liquide sont ou ne sont pas réunis par un conducteur extérieur.

Pourquoi se forme-t-il de l'électricité ?

Au moment de la découverte de la pile, Volta avait pensé que l'électricité se produisait par simple contact. Galvani démontra que ce n'était pas par contact que l'électricité prenait naissance, mais bien *par action chimique*.

Nous avons en présence un métal, le zinc et un liquide formé d'eau acidulée par l'acide sulfurique. Par suite de l'affinité plus grande du zinc pour l'O, l'eau est décomposée et l'on a

$$Zn + H^2O = ZnO + H^2.$$

Nous avons vu H^2 se déposer sur le charbon, où nous le retrouverons plus tard. Le zinc n'est pas seulement plongé dans l'eau, il est aussi plongé dans l'eau acidulée qui n'est autre chose qu'un mélange d'eau et de sulfate d'eau

$$H^2O + SO^3H^2O.$$

Or ZnO qui vient de se former a plus d'affinité pour SO^3 que H^2O ; on aura donc

$$SO^3 H^2O + ZnO = SO^3 ZnO + H^2O.$$

Or vous savez que lorsque deux corps se combinent il y a formation de chaleur.

Les calories dégagées, au lieu d'apparaître sous forme de

chaleur, se transforment en électricité et il se produit un courant qui prend le nom de *courant galvanique, courant voltaïque, courant continu*.

Pourquoi se produit-il un courant?

Il se produit un courant parce qu'il s'établit une différence de niveau électrique, d'une part entre le zinc chargé négativement et le charbon chargé positivement, il s'établit une *différence de potentiel*.

Le potentiel, du latin *potentia*, puissance, est la propriété que possèdent les énergies de s'accumuler sur les corps à l'état de tension latente plus ou moins grande.

Le potentiel électrique des corps peut être plus ou moins élevé ou plus ou moins inférieur au potentiel de la terre qui a été pris comme 0, de même que la température de la glace fondante a été prise comme 0.

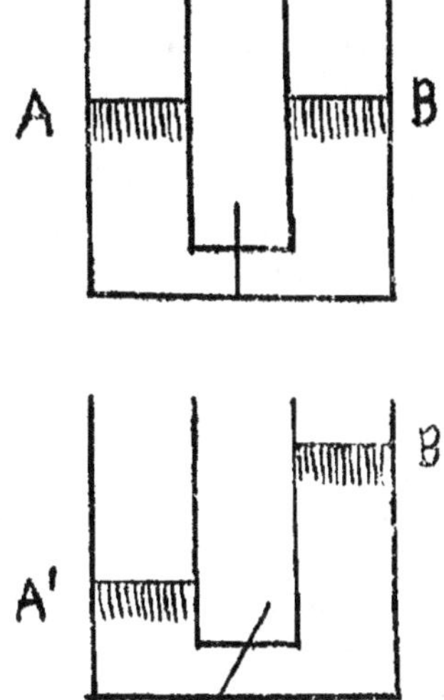

Fig 2.

Dans la pile il y a d'un côté un potentiel négatif, c'està-dire plus faible que celui de la terre; de l'autre, un potentiel positif, développés par suite d'une action chimique. Quand la pile est isolée le potentiel est à l'état statique mais quand on réunit le zinc au charbon, un courant s'établit allant du pôle positif au pôle négatif. On peut comparer les phénomènes qui se produisent alors à ceux qui se passent en hydraulique, lorsque deux niveaux sont réunis par un tube.

Si nous prenons (fig. 2 AB) deux vases remplis de liquide jusqu'à un certain niveau, réunis par un tube de caoutchouc muni d'un robinet et que sur le trajet du tube nous placions un indicateur de courant, l'indicateur restera immobile lorsque le liquide contenu dans les deux vases étant au même niveau nous ouvrirons le robinet ; le potentiel mécanique ou niveau est le même des deux côtés. Mais si nous mettons le liquide d'un des vases à un niveau supérieur (fig. 2 A'B'), nous verrons que le liquide s'écoulera du vase supérieur vers le vase inférieur et cela d'autant plus énergiquement que le niveau du vase supérieur sera plus élevé.

Le même phénomène se produit si vous prenez deux corps chauds, à la même température, et réunis par un corps conducteur de la chaleur. Il n'y aura dans ce corps conducteur aucun courant calorique. Si au contraire vous venez soit à chauffer, soit à refroidir un de ces corps, vous verrez aussitôt un courant chaud se produire, allant du corps chaud vers le corps froid.

La force capable de maintenir la différence de potentiel électrique prend le nom de *force électromotrice*, de même que la force capable d'élever l'eau à une certaine hauteur pourrait s'appeller *force hydromotrice*. Nous voici possesseurs d'une force électromotrice capable de maintenir entre deux points une différence de potentiel. Si on réunit les deux points, un courant se produit.

Étudions maintenant quelles sont *les qualités* de ce courant. Servons-nous encore une fois de la comparaison hydraulique déjà employée plus haut. Prenons un vase plus ou moins rempli d'eau (fig. 3) et muni à sa partie inférieure d'un orifice auquel nous adapterons un robinet et un tube. A l'extrémité de ce tube mettons un moteur à eau quelconque.

Pour savoir la force du courant en A, nous devons étudier :

1° A quelle hauteur se trouve le réservoir et à quelle hauteur s'arrête l'eau qu'il contient.

2° Nous devons étudier les résistances que le liquide subit sur son passage à travers le tube d'écoulement et provenant de variations dans le diamètre, la longueur du tube, l'état plus ou moins lisse de sa surface intérieure, de son état de vacuité ou de la présence dans son intérieur de substances plus ou moins perméables aux liquides. La force du courant d'eau sera en raison directe de la hauteur du niveau d'eau A B et en raison inverse de la résistance opposée par le tube d'écoulement (fig. 3. AB, A'B'). Il en sera absolument de même pour le courant produit par la pile. La force du courant sera aussi en raison directe de la hauteur de niveau appelée différence de potentiel, produit par la force électromotrice, et en raison inverse de la résistance opposée par le conducteur qui réunira le charbon et le zinc.

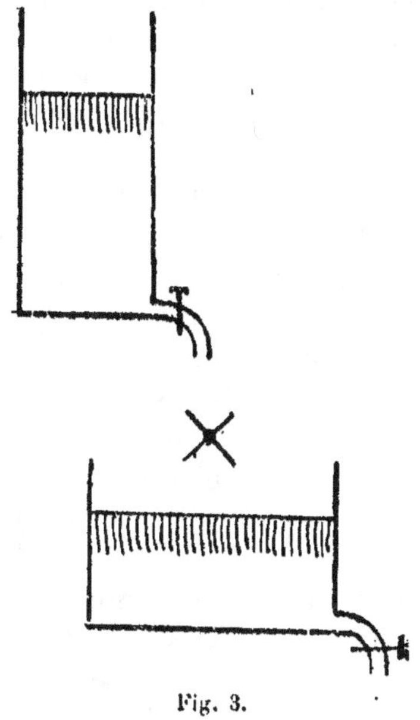

Fig. 3.

Mesures.

I. — On a donné à l'étalon de *force électromotrice* le nom de *Volt,* du nom de Volta. C'est la force électromotrice dégagée par la pile Daniell au sulfate de cuivre. Le volt correspond en électricité à ce qu'en hydrodynamique on donne le nom de hauteur de niveau et en thermodynamique le nom de degré. Nous avons vu que le potentiel développé par cette force électromotrice peut demeurer à l'état latent lorsqu'aucun conducteur ne vient réunir les deux pôles de la pile.

II. — Mais aussitôt qu'on les réunit, on voit instantanément un courant se produire.

Le conducteur opposera au passage du courant des résistances plus ou moins grandes en rapport :

a. Avec sa nature.

b. Avec son diamètre.

c. Avec sa longueur.

a. Les métaux sont de beaucoup les meilleurs conducteurs, et parmi eux l'argent est le moins résistant. Les substances organiques opposent au contraire une résistance plus ou moins grande et la résistance opposée par le corps humain est toujours très élevée. La peau sèche, à cause de son épiderme, offre au passage du courant une résistance considérable : de là le précepte de mouiller avec de l'eau légèrement salée, les électrodes en contact avec la peau.

b. La résistance tient non seulement à la nature du corps traversé, mais aussi au diamètre de sa section; plus le diamètre est petit et plus la résistance est forte.

c. Enfin la résistance est aussi fonction de la longueur; 100 mètres de fil seront plus résistants que 10 mètres, le diamètre restant égal.

On a choisi comme étalon de résistance l'*ohm*, c'est-à-dire la résistance opposée au passage de l'électricité par une colonne de mercure d'environ 1 mètre de haut et 1 millimètre de diamètre.

III. — Le courant sera nécessairement d'autant plus intense : 1° que le voltage, répondant à la différence de potentiel, sera plus fort; 2° que la résistance sera plus faible.

L'intensité du courant prend le nom *d'ampère* et se mesure à l'aide du galvanomètre.

On a pris comme étalon le courant formé par une force électromotrice de 1 volt, passant dans une résistance d'un ohm.

L'intensité, autrement dit le nombre d'ampères, sera en raison directe des volts et en raison inverse du nombre d'ohms, d'où la formule capitale mais très simple.

$$\text{I. Intensité (ampère)} = \frac{\text{E. Force électromotrice (volt.)}}{\text{R. résistance (ohm.)}}$$

IV. — Jusqu'ici la notion de *quantité* n'est pas intervenue. Pour la déterminer il faudra ajouter la notion de temps. Un certain nombre d'ampères passant dans un conducteur pendant un certain temps produisent une certaine quantité; d'où la formule $I \times t = $ quantité. On a pris pour unité de quantité le *Coulomb*. C'est l'intensité de 1 ampère passant dans un conducteur pendant une seconde.

La notion de quantité offre une importance considérable et la mesure exacte de la quantité de courant passant par le corps humain doit être toujours faite.

On y parvient en multipliant par le temps les indications fournies par le galvanomètre.

Lorsque nous étudierons la dilatation électrolytique de l'urètre, nous verrons qu'il faut donner un certain nombre de coulombs qu'il ne faut pas dépasser sous peine de voir des escarres se former sur la muqueuse urétrale.

Il est encore d'autres mesures que vous aurez peu à employer, mais que vous devez connaître.

V. — Tout courant peut produire un travail qui dépend de la quantité multipliée par le voltage.

$$\text{Travail} = E \times q.$$

L'unité de travail est le *Joule*, c'est-à-dire le travail effectué par un coulomb (Q) tombant d'une hauteur de 1 volt (E).

VI. — On donne le nom de *Watt* à la puissance pouvant donner 1 joule par seconde.

C'est un ampère par seconde sous une différence de potentiel de 1 volt. Le cheval-vapeur ou 75 kilogrammètres correspond à 736 watts.

VII. — Le *Farad* est l'unité de mesure de capacité. C'est la capacité d'un conducteur dont le potentiel égale 1 volt pour une charge de 1 coulomb.

Le microfarad, mesure employée en électrothérapie, est 1.000.000 plus petit.

Pour résumer nos connaissances en électricité, nous pouvons dire que :

1° Le courant électrique galvanique prend naissance lorsque deux corps pouvant agir l'un sur l'autre sont en présence.

2° L'électricité peut rester à l'état statique, et l'action chimique s'arrête quand la force électromotrice produit une différence de potentiel capable de faire équilibre à la tendance des corps à s'unir.

3° Si on vient à réunir par un corps conducteur le corps attaqué et celui qui attaque, il se développe un courant entretenu par la continuation de l'action chimique.

4° Le courant a une *force électromotrice* qui se mesure au moyen du *volt*, de même que la température se mesure au moyen des degrés.

5° Il traverse des résistances plus ou moins grandes qui se mesurent au moyen de l'*ohm*.

6° La force du courant ou *intensité*, est directement proportionnelle aux volts et inversement proportionnelle à la résistance ; elle se mesure au moyen de l'*ampère*.

7° La *quantité* écoulée pendant un certain temps se mesure au moyen du *coulomb*.

LEÇON II

Electricité galvanique (*Suite et fin.*)

Quelles sont les sources d'électricité galvanique que nous pouvons utiliser ?

1. On peut utiliser les courants de la ville.
2. Ou bien employer les accumulateurs.
3. Enfin on peut se servir de piles.

Nous nous occuperons tout d'abord et en particulier de ce dernier mode de production du courant continu.

1° La pile est un appareil se composant d'un vase en verre ou en grès, contenant un liquide approprié, du zinc et du charbon. Nous avons exposé plus haut les principales notions indispensables à connaître pour comprendre son fonctionnement : Le courant produit est la transformation en électricité des calories mises en liberté par l'action chimique.

Quelles devront être les qualités d'une bonne pile ?

1. La pile doit avant tout être *constante.*
Il faut pour cela :

a. Que les produits employés soient purs : si le zinc est impur, il se forme des couples locaux qui mettront bientôt l'élément hors d'usage.

b. Il faut que la pile soit *impolarisable.* Avec un appareil électrogène construit comme nous l'avons dit plus haut, nous ne pourrions pas faire grand'chose. Car, comme nous l'avons fait remarquer, l'hydrogène provenant de la décomposition de l'eau s'accumule sur le pôle positif et présente deux graves inconvénients.

D'abord, il est peu conducteur de l'électricité, et oppose une résistance à son passage.

Ensuite, il forme comme un second métal qui présente une certaine tendance à s'unir à l'oxygène et à l'acide sulfurique, et tend ainsi à diminuer la force électromotrice de la pile. On peut se débarrasser de cet hydrogène de plusieurs façons : on peut l'enlever tout simplement en employant une soufflerie.

Mais il vaut mieux s'en servir pour augmenter la force électromotrice de la pile et partant la différence de potentiel aux deux pôles.

Pour cela on se sert *d'un dépolarisant.*

Un dépolarisant est formé par un sel qui est réduit par l'hydrogène naissant; on bénéficie ainsi de nouvelles calories. Ce sel est placé autour de l'électrode positive.

Les sels les plus employés sont le sulfate de cuivre, le bioxyde de manganèse, le bichromate de potasse et le bisulfate de mercure.

On a ainsi fait d'un corps nuisible un corps éminemment utile.

c. Pour que la pile soit constante, il faut encore que les dimensions soient en rapport avec l'usage que l'on veut en faire. La dimension devra être d'autant plus grande que le nombre d'ampères demandé sera grand.

2. Il faut que la pile ait une résistance intérieure aussi faible que possible. Nous savons que pour recueillir l'électricité positive du liquide nous mettons ce dernier en contact soit avec du charbon, soit avec un métal non attaqué par le liquide. Il y a donc, interposé entre le charbon et le zinc une couche de liquide qui aura une résistance d'autant plus grande que le charbon sera plus éloigné du

zinc. La résistance intérieure dépend aussi de la surface plus ou moins grande du zinc et du charbon, ainsi que de la conductibilité plus ou moins parfaite de ce dernier.

3. La force électromotrice de la pile doit être aussi grande que possible. Une bonne pile doit avoir au moins 1 volt. Les meilleures vont jusqu'à 2 volts (piles au bichromate).

On peut modifier la résistance intérieure des piles et le voltage par le *couplage* des éléments.

a. On peut coupler les éléments en *quantité*. On doit alors relier d'un côté tous les zincs, de l'autre tous les charbons. Si on relie de cette manière 4 éléments, c'est comme si l'on avait une pile 4 fois plus grande et aussi 4 fois moins résistante.

b. Dans le couplage en *tension*, on relie le zinc d'un élément au charbon de l'élément suivant. Les forces électromotrices de chaque élément s'ajoutent les unes aux autres et la force électromotrice totale est formée par la somme des forces électromotrices partielles.

Quelles sont les piles les plus employées?

Il faut citer les piles au bichromate de potasse, les piles Leclanché, au bioxyde de manganèse et chlorhydrate d'ammoniaque, ou chlorure de zinc, les piles au bisulfate de mercure. Ces dernières sont les plus pratiques. Elles ont, en effet, une force électromotrice suffisante, se rapprochant de 1,5 volt; elles sont constantes, faciles à recharger et durent indéfiniment sans s'altérer si on ne s'en sert pas.

Elles consistent en un bâton de zinc pur et amalgamé, une plaque de charbon et un liquide ainsi composé :

1. { Bisulfate de mercure. . . 150 grammes.
   { Acide sulfurique pur. . . 90 —

que l'on mélange dans un récipient en faïence de manière à former une espèce de lait épais.

2. Eau . . . . 1.000 grammes.

Cette dernière doit être versée petit à petit en agitant le liquide avec une baguette en verre : sans cela la solution dégagerait trop de chaleur et pourrait faire éclater le récipient qui la contient.

De quelle manière doit-on appliquer le courant galvanique?

Il faut avoir un appareil (fig. 4) pouvant donner 30 à 40 volts, par exemple 24 à 30 éléments d'une pile au bisulfate de mercure. Chacun de ces élément représente 1 volt 5

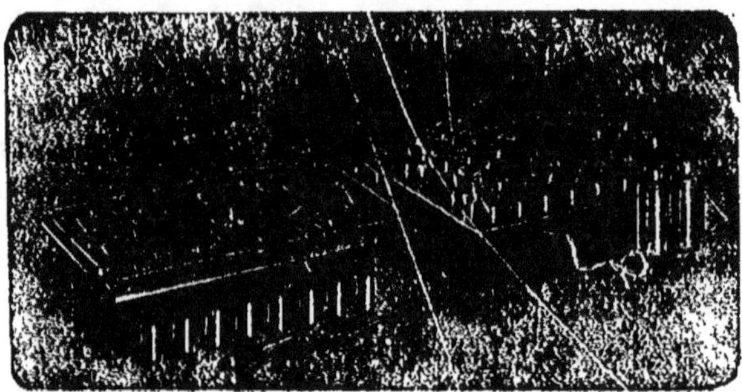

Fig. 4.

environ. L'appareil est muni de 2 bornes auxquelles on fixe deux fils conducteurs allant soit aux plaques, soit aux électrodes spéciaux que nous étudierons quand nous traiterons des différentes maladies justiciables de l'électricité. Les fils sont de couleur différente (rouge et vert) : le rouge se fixe au pôle positif, le vert au pôle négatif. On peut ainsi voir immédiatement quel est le pôle actif. Les plaques doivent être en étain et soigneusement recouvertes d'ouate ou d'un tissu hydrophile : elles seront mouillées avec de l'eau tiède légèrement salée.

a. Le courant doit être facilement gradué de 0 au chiffre que l'on veut atteindre. On se sert pour cela d'un collec-

teur qui met dans le circuit les éléments un à un. On peut
aussi, au moyen d'un *rhéostat*, mettre dans le circuit des
résistances de plus en plus fortes. Les rhéostats les plus
commodes sont ceux de M. Bergonié (fig. 5) composés de
deux lames de charbon terminées en pointe. A chacune
des pointes se trouve fixé un faisceau de fils de verre.
En enfonçant plus ou moins les deux
lames dans un liquide approprié on
augmente ou on diminue le courant.

On emploie aussi dans le même
but les *réducteurs de potentiel*, surtout
si on utilise le courant de la ville. Il
faut nécessairement, dans ce cas, que
le courant soit continu.

b. L'intensité utilisée est mesurée avec
un galvanomètre. C'est un appareil dans
lequel le courant agit sur une aiguille
aimantée. Dans certains galvanomètres
c'est un aimant qui agit sur un fil mobile dans lequel le courant passe, ce qui
revient au même.

L'instrument doit pouvoir donner de
1 à 50 milliampères, il doit être apériodique, c'est-à-dire aller sans oscillations
de 0 à l'intensité passant par le circuit.

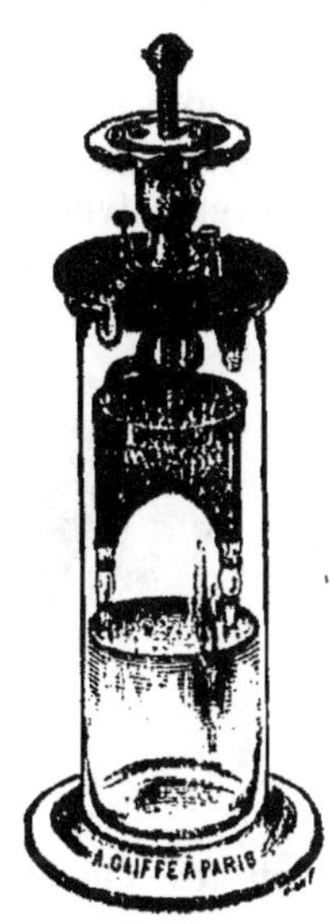

Fig. 5.

c. Il faut pouvoir interrompre et renverser le courant.

L'*interrupteur* peut être quelconque, pourvu que l'interruption se fasse d'une manière brusque.

Le *renverseur* permet de changer de place les pôles en
contact avec le malade, sans changer les cordons. J'ai fait
construire par Gaiffe un renverseur (fig. 6) qui peut aussi
servir d'interrupteur. Il se compose de deux clefs de Morse
associées de telle manière que lorsque tout étant au
repos on manœuvre une clef, le courant a un certain sens,
tandis que lorsqu'on se sert de la deuxième clef le courant

se trouve renversé. Cette clef permet en même temps de faire des interruptions très rapides. La figure 6 *bis* donne les connections de cette clef.

Habituellement la même boîte contient un collecteur, un galvanomètre, un interrupteur et un renverseur.

Lorsque tout est préparé et que les électrodes sont en place, on fait fonctionner la manette du collecteur en ayant toujours les yeux fixés sur le galvanomètre. On n'arrivera pas, dès le début à l'intensité voulue, mais on l'atteindra progressivement.

Il est deux manières d'appliquer les courants galva-

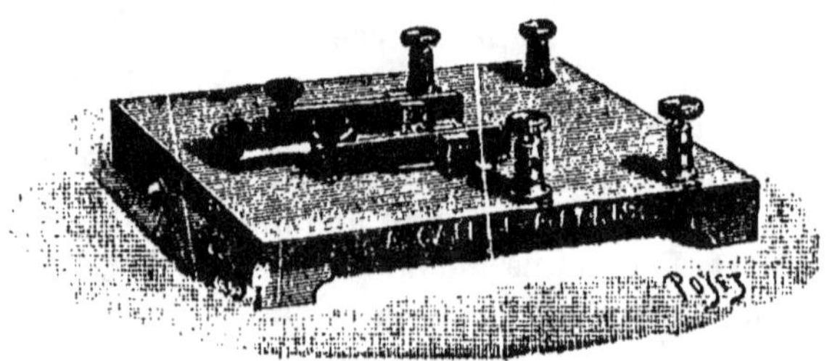

Fig. 6.

niques. Ou bien les plaques restent toujours à la même place et l'on a *les courants dits stabiles*. Ou bien on déplace souvent les électrodes et *le courant est dit labile*.

Pendant son passage le courant peut être tout à fait continu. Il est cependant utile dans certains cas d'en faire varier le sens au moyen du renverseur, de l'interrompre; ou bien encore de l'augmenter, ou de le diminuer d'une manière plus ou moins rythmique en faisant des espèces *d'ondes* électriques plus ou moins rapides.

Les courants peuvent être *ascendants ou descendants*. Les courants ascendants sont les plus actifs. Les courants descendants seraient moins actifs, et on les considère comme des calmants du système nerveux. En réalité le sens du courant a peu d'importance : c'est surtout le pôle qui doit être considéré[1].

Le pôle négatif est plus actif que le pôle positif. Il produit de plus une augmentation d'excitabilité du nerf. Du Bois Reymond avait donné à cette augmentation d'excitabilité le nom de *cathelectrotonus*. Le pôle positif produit plutôt une diminution de l'excitabilité (*anelectrotonus*)

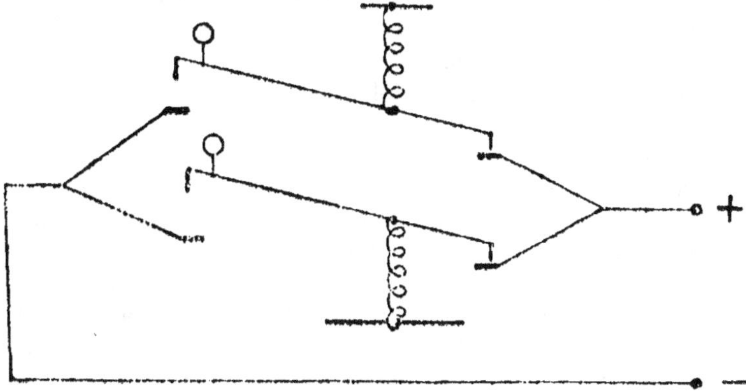

Fig. 6 *bis*

aussi est-ce le pôle positif que l'on doit choisir dans le traitement des névralgies.

Les doses et le *temps d'application* varient avec les diverses maladies.

Quelles sont les propriétés du courant galvanique?

Comme je vous l'ai déjà fait remarquer, les principaux effets de l'électricité ne sont en quelque sorte que des

1. Denis Courtade. De l'excitation des nerfs lombaires de la grenouille par les courants galvaniques intermittents. Lois qui en résultent et rôle de la direction des courants comparée à l'action propre de chaque pôle (*Arch. de Phys.* 1890).

transformations de l'énergie électrique en d'autres énergies, surtout les énergies calorique, lumineuse, chimique et physiologique. Ces diverses transformations de l'électricité sont en somme facilement concevables si ncus nous reportons à la théorie de Maxwell.

En effet, ces diverses énergies ne diffèrent entre elles que par leur nombre respectif de radiations par seconde.

J'insisterai peu sur les phénomènes caloriques qui sont surtout utilisés pour la galvanocaustie, et sur les phénomènes lumineux, pour réserver plus de temps à l'étude des effets chimiques et physiologiques.

Avant de commencer, permettez-moi de dire quelques mots sur le genre de pile que vous devez employer pour faire du galvanocautère, pour allumer une lampe et pour faire des applications thérapeutiques de courant galvanique. Il faut, pour cela, revenir un peu sur les notions de voltage, de résistance et de quantité qui sont si importantes à comprendre, quel que soit le genre d'électricité que l'on emploie.

Beaucoup de personnes s'étonnent de voir une pile de forte dimension, fournissant une grande quantité d'électricité, rester tout à fait insuffisante pour allumer une petite lampe, qu'une simple batterie de poche peut être capable non seulement d'allumer, mais encore de brûler.

C'est que, une pile, si grande qu'elle soit, ne peut donner un voltage supérieur à celui correspondant aux calories qui se dégagent au moment des actions chimiques élémentaires se passant dans l'élément. Il en résulte qu'une grande pile et une petite pile de même ordre donneront toujours le même nombre de volts.

Or, de quoi avons-nous besoin pour allumer une lampe?

Nous avons besoin de faire passer dans le filament de charbon une certaine quantité d'électricité et cette quantité ne sera obtenue que si la force électromotrice est suffisante

pour vaincre la résistance; car le filament de charbon
constitue en effet une vraie résistance au passage du courant. Plus la lampe sera résistante et plus il faudra de
volts et par conséquent plus il faudra d'éléments. Un seul
élément de 1 volt 1/2 sera incapable d'allumer une lampe
demandant 3 volts, pour si grand qu'il soit. En effet, il
n'aura jamais plus d'un volt et demi.

Si maintenant vous voulez faire de l'électrolyse, par
exemple dans la dilatation électrolytique de l'urètre, la
résistance sera beaucoup plus grande et si vous avez besoin
de 0,010 milliampères vous ne pouvez les obtenir qu'avec
un voltage suffisant pour vaincre la résistance des tissus;
et alors que pour allumer une lampe dépensant 0,500
il vous fallait de 4 à 6 volts, pour obtenir seulement les
0,010 milliampères nécessaires il faudra prendre entre 20
et 30 volts.

Prenons au contraire un galvanocautère. Ici ce n'est plus
une fraction d'ampère que vous ferez passer mais 10, 20,
30 ampères. Comme la résistance est très faible, il vous
faudra seulement, pour atteindre cette intensité, employer
peu de volts et un ou deux éléments seront suffisants.

Il est bien entendu que la dimension de l'élément doit
être proportionnée au travail qu'il doit produire. Les piles
destinées à l'électrolyse peuvent être très petites. Les piles
destinées au galvanocautère, doivent au contraire être très
grandes.

En résumé, *pour le galvanocautère* qui présente une
résistance très faible et demande une grande intensité, le
voltage peut être très faible et la dimension sera très
grande.

Pour *l'électrolyse,* la résistance étant très grande et
l'intensité demandée faible, il sera nécessaire d'avoir un
voltage très grand. La dimension des éléments pourra être
très petite.

Enfin, *pour allumer une lampe,* comme la dépense

d'électricité n'est pas très grande, les éléments pourront être de moyenne dimension et les volts nécessaires seront en rapport avec la résistance du filament : il faudra, toute chose égale d'ailleurs, plus d'éléments pour une lampe au charbon que pour une lampe à filament métallique.

Nous allons étudier maintenant les effets chimiques et physiologiques du courant galvanique.

Propriétés du courant de haute fréquence.

I. — Effets chimiques.

Ces effets consistent surtout dans des phénomènes décrits sous le nom d'électrolyse. On les utilise souvent en médecine, par exemple dans le traitement des tumeurs, des anévrismes, dans l'épilation, les rétrécissements de l'urètre, etc.

En quoi consiste l'électrolyse?

Le courant électrique se comporte tout à fait différemment suivant qu'il traverse, par exemple, un conducteur métallique, ou bien qu'il traverse un liquide.

Dans le premier cas l'électricité ne produit aucune décomposition; le métal n'est nullement altéré; il ne se produit qu'un simple échauffement, d'autant plus grand que le métal est plus résistant et la force électromotrice plus grande.

Il n'en est pas de même quand l'électricité traverse un liquide : il y a décomposition et dégagement des produits décomposés aux électrodes : il y a ce que l'on a appelé *électrolyse*.

Tous les liquides ne sont pas décomposés. Ainsi l'eau distillée est considérée comme présentant au courant une résistance infranchissable ou du moins excessivement grande. L'eau ne devient conductrice que lorsqu'elle contient certains corps en dissolution. Graham avait, au point de vue de la diffusion, distingué les corps solubles en deux grandes classes, les *colloïdes* et les *cristalloïdes*. L'eau contenant des colloïdes (graisses, albumine) ne laisse pas passer le courant. Parmi les cristalloïdes (sels solubles, sucre, urée) seule la dissolution des sels minéraux solubles est conductrice de l'électricité. On a donné à ces corps le nom *d'électrolytes* (acides, bases, sels).

Pourquoi devient-elle conductrice?

Lorsqu'un sel se trouve en dissolution, une partie plus ou moins grande de ses molécules sont dissociées à l'état d'ions.

Prenons par exemple $NaCl$: le sel se trouve à l'état de $Na + Cl$. Par suite de cette dissociation les molécules se trouvent chargées d'électricité, les unes positive, les autres négative.

Lorsqu'une différence de potentiel assez forte se trouve dans leur voisinage, par exemple lorsque les deux pôles d'une pile sont plongés au milieu de la solution, les molécules électrisées suivent la loi des attractions et des répulsions électriques, qui veut que les électricités de même sens se repoussent et les électricités de sens contraire s'attirent. Il en résulte que les molécules chargées positivement se dirigeront vers l'électrode négative, tandis que les molécules chargées négativement se porteront vers le pôle positif. Arrivés au contact des électrodes, les ions perdent leur charge électrique.

Saturés d'électricité, ils pouvaient être considérés comme privés de leur action chimique propre. Ils redeviennent actifs aussitôt qu'ils ont été déchargés, et agissent comme des corps libres doués de toutes leurs affinités ; le chlore agit alors comme chlore et le sodium comme sodium.

Que se passe-t-il quand nous appliquons sur la peau 2 électrodes reliées aux deux pôles d'une pile?

Les liquides de l'organisme peuvent être considérés comme formés par une solution électrolytique contenant surtout du chlorure de sodium à 4 pour 1.000.

Dans les liquides de l'organisme NaCl est dissocié en ses deux molécules qui sont chargées Na *d'électricité positive*, et Cl *d'électricité négative*. Lorsqu'on fait passer le courant, Na (positif) se porte vers l'électrode négative. Là, il perd sa charge électrique, et en vertu de ses propriétés, il décompose l'eau des tissus pour former de *la soude*. Cl (négatif) se porte au contraire vers le pôle positif. Pour les mêmes raisons il décompose l'eau des tissus pour former de *l'acide chlorhydrique*. Nous avons :

$$2\,Na + 2\,(H^2O) = 2\,NaOH + 2\,H$$
$$2\,Cl + H^2O = 2\,HCl + O$$

Au bout d'un certain temps on peut constater au moyen du papier de tournesol, la présence d'acides au pôle positif et de bases au pôle négatif.

Les acides et les bases vont aussi de leur côté altérer les tissus et produire au bout d'un certain temps, surtout avec des électrodes métalliques, des escarres.

Les escarres formées au pôle négatif (soude) sont molles, non rétractiles. Celles formées au pôle positif (Cl) sont dures et rétractiles.

En résumé, on doit distinguer trois effets dans l'électrolyse :

1. *Effets primaires*, libération de Na et de Cl aux pôles.

2. *Effets secondaires*, consistant dans la formation de soude et d'acide chlorhydrique aux dépens de l'eau des tissus.

3. *Effets tertiaires*, formation d'escarres par action de la soude et de l'acide chlorhydrique.

Au lieu d'électrolyser le chlorure de sodium des liquides de l'organisme, on peut interposer entre l'électrode et le corps un électrolyte différent.

Le courant électrique, par l'orientation des ions, permettra de faire pénétrer dans l'organisme un ion autre que le chlore ou la soude.

Nous nous occuperons plus loin dans la VIII⁰ leçon de tout ce qui concerne les phénomènes d'électrolyse médicamenteuse encore appelée *ionisation*.

II. — Phénomènes physiologiques.

L'électricité galvanique peut produire :
A. Soit des phénomènes d'excitation neuro-musculaire.
B. Soit des modifications des actes nutritifs.

A. — *Phénomènes d'excitation neuro-musculaire.*

De quelle manière doit-on exciter les nerfs et les muscles ?

Il y a 2 méthodes : *la méthode unipolaire*, qui consiste à avoir un pôle indifférent et un pôle actif, et la *méthode bipolaire*, dans laquelle les 2 pôles sont actifs.

L'électrisation peut être faite *d'une manière continue*, sans interruption et sans renversement de courants.

Elle peut être faite en *interrompant le courant*. On utilise ainsi l'état variable du courant à la fermeture (F) et à l'ouverture (O) ; d'où une excitation de fermeture et une excitation d'ouverture.

Voyons maintenant ce qui se passe lorsqu'on excite les nerfs soit sensitifs, soit moteurs, et les muscles.

1. — *Excitation des nerfs.*

a. *Nerfs sensitifs.*

Le courant galvanique impressionne les nerfs sensitifs.

Cette action est surtout nette pour le système nerveux cutané.

L'excitation se produit d'abord pendant la période variable du courant. Les actions polaires suivent les mêmes lois que celles au nerf moteur. La fermeture du pôle négatif (NF) provoque d'abord une sensation; puis vient l'excitation au pôle positif (PF).

La sensation a lieu aussi pendant la durée du courant, pourvu que ce dernier soit un peu intense. L'excitation du nerf cubital, par exemple, donne la sensation de fourmillement.

Si le courant est très fort, la douleur peut être très intense. Il vaut mieux cependant, lorsqu'on veut obtenir une excitation douloureuse intense se servir du courant faradique, comme nous le verrons plus loin.

La nature du pôle appliqué a une grande importance.

Nous verrons que le pôle N produit une augmentation d'excitabilité (*cathelectrotonus*) tandis que le pôle P produit une diminution d'excitabilité (*anelectrotonus*).

A côté de la sensibilité cutanée, il faut placer la *sensibilité électro-musculaire*, à laquelle Duchesne de Boulogne accordait une grande importance. A l'état normal la contraction musculaire donne une sensation indépendante de celle de l'excitation des nerfs cutanés. On la met bien en évidence en excitant un nerf moteur, le radial, dans le tiers inférieur du bras. On peut, de cette façon, avoir une sensation purement musculaire, sans effets sensitifs cutanés.

Je n'ai pas à vous parler ici de l'excitabilité galvanique des différents nerfs de sensibilité spéciale (nerfs optique, gustatif, acoustique, etc.).

b. *Excitation des nerfs moteurs.*

L'électricité peut agir soit pendant l'état variable, soit pendant l'état permanent.

Pendant l'état variable, le nerf ne paraît pas être excité

dans le sens de sa longueur, et les effets observés ne sont que des effets polaires.

On doit surtout employer la méthode unipolaire avec un pôle actif sur le nerf et une plaque servant de pôle indifférent, et placée soit sur le ventre, soit sur le dos.

1. Avec un *courant faible*, on observe une secousse au pôle négatif et à la fermeture NFS.

2. Avec un *courant plus fort*, on observe une contraction plus forte au pôle négatif, et à la fermeture, et une contraction au pôle positif et à la fermeture. NFS', PFS.

3. Avec un *courant moyen* on aura en plus une contraction au pôle positif et à l'ouverture.

NFS″, PFS', POS.

4. Enfin avec *un courant très fort* on provoquera un tétanos à la fermeture du pôle négatif et une contraction à l'ouverture du même pôle. PFS et POS seront relativement plus fortes. On aura

NFS[tétanos], PFS″, POS', NOS.

On voit assez souvent POS devenir plus forte que PFS, par exemple sur le nerf radial, au 1/3 inférieur du bras, ou par l'excitation du sciatique poplité externe.

Pendant l'état permanent, le nerf moteur n'est pas excité, et après la secousse de fermeture, la contraction cesse pour ne reparaître qu'à l'ouverture, si le courant est suffisant.

D'une manière générale le nerf est influencé surtout par l'augmentation rapide ou la suppression rapide du courant. Ainsi un nerf ne sera pas excité par une onde très lente, pour si grande qu'elle soit. Le muscle, au contraire, pourra être excité par une onde lente, pourvu que sa force soit suffisante.

Le nerf subit cependant des modifications au niveau des pôles, auxquelles on a donné le nom *d'électrotonus*, et qui ont été bien étudiées par Du Bois Reymond et par Pflüger. Le nerf devient plus excitable au niveau de la cathode (*cathelectrotonus*) et moins excitable au niveau de l'anode (*anelectrotonus*). Nous avons vu que ces phénomènes se produisent aussi pour les nerfs sensitifs. Nous les étudierons en décrivant le traitement des névralgies et des spasmes.

2. — *Excitations des muscles*.

Pendant l'état variable, on a surtout des secousses à la fermeture du pôle négatif d'abord, puis à celle du pôle positif.

NFS puis NFS', PFS

Les secousses d'ouverture ne se produisent qu'avec un très fort courant et sont dues probablement à des excitations des nerfs produites par courant dérivé.

Pendant l'état permanent, le muscle, au contraire du nerf, réagit, et après la secousse de fermeture, on observe, si le courant est un peu fort, une sorte de contraction tonique plus ou moins prolongée, pouvant être suivie d'une petite contraction d'ouverture.

B. — *Modification des actes nutritifs*.

L'action sur la nutrition des tissus produite par le passage de l'électricité, constitue ce que Remack avait appelé *les effets catalytiques* du courant.

1° Il y a d'abord modification des *phénomènes physico-chimiques* se passant dans l'organisme.

Vous savez qu'il n'y a pas de principe vital, et que tous les phénomènes que l'on observe sont liés à des réactions physico-chimiques de la matière, n'ayant rien de spécial. Le corps humain est un composé de cellules vivant dans ce que Claude Bernard avait si bien dénommé le *milieu intérieur nutritif*.

a. Ce milieu nutritif, ou liquide intercellulaire, peut

être modifié en quantité ou en qualité, soit par changement ionique, soit par cataphorèse, c'est-à-dire par le transport simple de liquides ou de molécules non ionisées, suivant le sens du courant, c'est-à-dire du positif au négatif.

b. La tension superficielle qui existe entre la membrane cellulaire et le liquide qui la baigne, peut être soit augmentée soit diminuée.

c. Cette membrane elle-même et le contenu cellulaire peuvent être modifiés soit par l'introduction de liquides, soit par des changements d'ions et de colloïdes.

En effet le corps humain n'est pas un électrolyte homogène : il existe plusieurs milieux de composition différente, séparés par des membranes présentant une perméabilité plus ou moins grande. Le courant déterminera des échanges ioniques qui iront modifier la composition élémentaire des cellules des tissus.

Weiss a fait des expériences qui démontrent les actions électrolytiques se produisant dans l'intimité des tissus. Il prend un tube en U contenant une solution neutre de tournesol, et dont le fond renferme jusqu'à une certaine hauteur de la gélatine fondue. Après avoir mis chaque branche en communication avec les 2 pôles d'une pile, il fait passer le courant. Le tournesol change alors de couleur, non seulement au niveau des pôles, mais aussi au niveau de la surface qui sépare la gélatine du liquide qui la surmonte.

Il est donc probable que, sous l'influence du courant, des substances électrolytiques passent dans le protoplasma cellulaire et vice versa. Les tensions osmotiques extra et intra-cellulaires sont ainsi modifiées.

Weiss a d'ailleurs démontré qu'en galvanisant le gastrocnémien de la grenouille, on ne produisait pas d'altération de la contractilité lorsque les excitations étaient alternatives, tandis que si on soumettait le muscle à des excitations toujours de même sens, le muscle diminuait bientôt la force de ses contractions.

d. Dans le cas d'électrisation générale du corps humain (bains électriques) les actes nutritifs peuvent être modifiés par une sécrétion plus abondante de certaines glandes, du foie par exemple. Ces glandes, surtout quand elles sont en état d'asystolie locale, versent alors en plus grande abondance le produit de leur sécrétion dans le torrent circulatoire par suite de l'excitation nutritive provoquée par le courant électrique.

e. Enfin l'électricité peut agir par sa seule présence, c'est-à-dire par catalyse, et rendre ainsi plus faciles les combinaisons ou les décompositions intra-cellulaires. M. Berthelot a démontré que beaucoup de réactions chimiques de nature organique se produisaient plus facilement si une énergie, même très faible, intervenait pour mettre en jeu les affinités chimiques, et les réactions, une fois commencées, se poursuivaient.

On voit que tous ces actes physico-chimiques, peuvent modifier profondément les phénomènes d'échange cellulaire qui règlent en somme la nutrition tout entière.

2° Le courant galvanique peut produire des effets *vasomoteurs* plus ou moins considérables.

Il peut y avoir modification de la circulation soit sanguine, soit lymphatique par excitation directe des filets sympathiques (fibres vaso-motrices). Cette excitation peut être réflexe par irritation des nerfs sensitifs allant impressionner les centres.

De là, modification de *la pression capillaire* et action sur *les circulations locales*. *Les asystolies locales* peuvent être modifiées : il peut y avoir décongestion dans le cas de stase sanguine, ou retour de la circulation normale dans le cas d'anémie.

Nous verrons cette action produire d'excellents effets dans le cas de prostatite, d'ovarite, de corps fibreux, etc.

3° Enfin il peut y avoir excitation des *nerfs trophiques*, si tant est qu'ils existent.

LEÇON III

2. — Électricité faradique.

L'électricité traversant un conducteur n'agit pas seulement sur les molécules de ce corps soit pour l'échauffer, s'il est métallique (lampe, galvanocautère), soit pour produire des décompositions chimiques, si c'est un électrolyte (électrolyse, ionisation).

Elle peut encore agir à distance.

En effet, quand le courant électrique passe dans un conducteur il crée autour de lui un champ appelé électrique, semblable au champ magnétique.

1. Si une aiguille aimantée est placée dans le voisinage de ce champ, elle se déplace : c'est sur ce principe qu'est construit le galvanomètre.

2. La limaille de fer placée autour d'un conducteur traversé par un courant, forme un spectre magnétique semblable à celui qui se forme autour d'un aimant et un morceau de fer doux acquiert toutes les propriétés d'un aimant. C'est sur ce principe qu'est construit *l'électro-aimant*. Dans ce cas, pour multiplier la force du champ on enroule un conducteur traversé par le courant, autour d'un faisceau de fils de fer doux.

Les propriétés du champ magnétique et du champ électrique sont donc les mêmes.

Ces champs peuvent déterminer dans certaines conditions des courants découverts par Faraday en 1831.

Faraday démontra en effet : 1. que des courants électriques prenaient naissance aussitôt que l'on mettait soit un aimant, soit un électro-aimant en relation avec un conducteur fermé. 2. Il démontra en outre que de même que les aimants, les courants avaient aussi la propriété de développer des courants électriques dans un conducteur voisin placé dans leur voisinage.

Ces courants étaient assez difficiles à découvrir, car ils ne sont pas permanents. *Ils ne se produisent qu'au moment de la variation du flux*, soit magnétique ou électro-magnétique, soit électrique ; c'est-à-dire au moment où le courant commence et au moment où il finit. Ils ne durent que le temps mis soit à fermer, soit à ouvrir le courant. On leur a donné le nom de *courant d'induction*, et c'est sur leur production que reposent les appareils faradiques employés en médecine.

Je n'entrerai pas dans de grands développements sur la formation de ces courants. Il suffit que vous sachiez que :

1° Lorsqu'un courant, appelé inducteur commence, il se forme dans un circuit fermé voisin un courant appelé induit. Il en est de même au moment où il finit.

2° Les deux courants *sont de sens inverse*. Il n'y a donc pas de phénomène d'électrolyse. Le courant de fermeture a un sens inverse à celui du courant inducteur ; le courant d'ouverture a au contraire le même sens.

3° Les deux courants induits de fermeture et d'ouverture ont la même quantité totale d'électricité, mais la forme varie. L'onde induite de fermeture est plus longue, et par suite plus étalée que l'onde induite d'ouverture, parce que, pour des raisons qu'il serait trop long de vous exposer, la durée de l'état variable de fermeture du courant inducteur est plus grande que celle d'ouverture.

Le courant induit de fermeture perdra donc en potentiel ce qu'il gagne en durée : sa force électromotrice sera moins grande. Le courant induit d'ouverture, au contraire, gagnera en potentiel ce qu'il perd en durée : sa force électromotrice sera plus grande. C'est lui qui produit le plus d'effets physiologiques sur les nerfs et les muscles, du moins avec les appareils d'induction tels qu'ils sont en général construits pour les usages médicaux.

4° Plus la variation soit de F soit d'O sera brusque, et plus la force électromotrice sera grande.

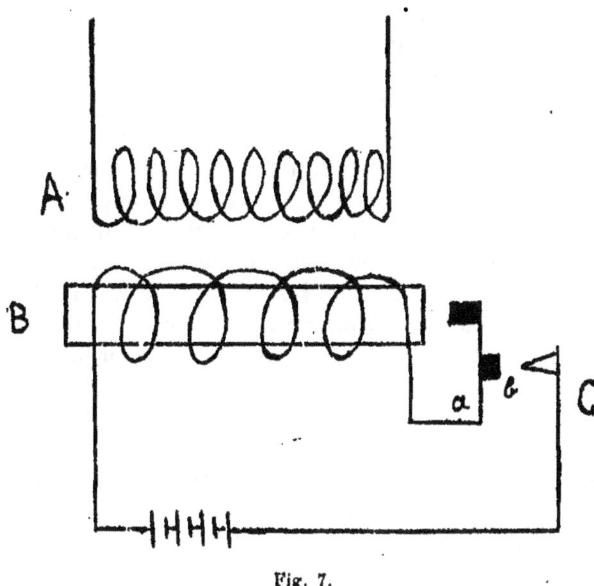

Fig. 7.

Les mêmes phénomènes se produisent quand un aimant ou un électro-aimant commence ou lorsqu'il finit.

Dans les appareils que nous allons étudier, on utilise un courant qui commence et qui finit, et un aimant qui commence et qui finit. On transforme pour cela l'appareil en électro-aimant en enroulant le courant inducteur autour d'un morceau de fer doux (fig. 7 B.).

Comment ces appareils sont-ils construits ?

Les éléments essentiels (fig. 7 et 8) consistent dans :

1° Une pile productrice du courant.
2° Une bobine inductrice.
3° Un faisceau de fils de fer doux.
4° Un interrupteur.
5° Une bobine induite.

1. La pile doit être de grosseur moyenne, car elle doit débiter un courant relativement assez fort : environ de 0,50 à 1 ampère. Elle doit être constante. Ordinairement il faut assembler en tension deux ou trois éléments de 1,5 volt chacun, suivant les dimensions de l'appareil.

2. La bobine inductrice est formée par un fil de cuivre de diamètre moyen, enroulé sur une ou deux couches.

3. Dans l'intérieur de cette bobine se trouve un faisceau de fils de fer doux, qui s'aimante et se désaimante suivant que le courant est fermé ou ouvert : il se produit ainsi un électro-aimant.

4. *Interrupteur*. — Nous avons vu que les courants induits se produisaient seulement lorsque le courant commence ou qu'il finit. Nous savons d'autre part que la force électromotrice du courant induit est d'autant plus grande que la variation du courant inducteur est plus brusque.

Nous chercherons donc à produire les courants induits par la fermeture ou l'ouverture le plus brusque possible du courant inducteur.

Pour cela on se sert *d'un interrupteur*.

Les interruptions peuvent se faire à la main ou au moyen d'un interrupteur mécanique placé sur le trajet du courant inducteur.

On se sert habituellement de l'aimantation du fer doux de la bobine pour produire automatiquement l'interruption. Une languette de fer doux, munie d'un ressort flexible s'appuie sur une pointe et permet au courant de passer. Mais aussitôt que le courant est établi le faisceau de fer doux de la bobine s'aimante et attire la petite languette de fer doux. Immédiatement le courant cesse et partant l'aimantation disparaît. La languette de métal, grâce au ressort dont elle est munie revient à sa place et referme le courant, et ainsi de suite (fig. 7, *a*, *b*, C).

Les interruptions peuvent être plus ou moins nombreuses suivant que la languette de fer doux est plus ou moins lourde, plus ou moins rapprochée de l'électro-aimant de

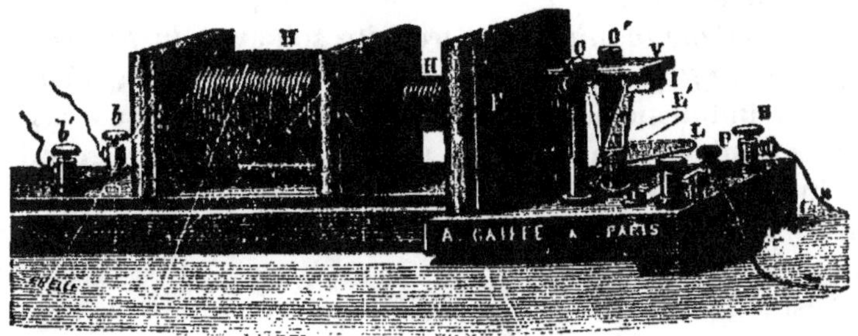

Fig. 8.

la bobine, que le ressort est plus ou moins long et tendu.

Le nombre des intermittences mérite de fixer un instant notre attention. La rapidité peut aller d'une intermittence par seconde à plusieurs milliers. Plus vous devrez agir sur la sensibilité et plus les intermittences devront être rapides.

En effet une sensation unique pourra être à peine douloureuse, tandis que la même sensation répétée vingt à trente fois par seconde sera intolérable. Il se forme pour ainsi dire une sorte de *tétanos sensitif*.

Si vous voulez agir sur la contractilité du muscle, vous devrez faire toujours des interruptions lentes et cela pour deux raisons. D'abord vous éviterez surtout chez les personnes sensibles, de déterminer des phénomènes douloureux.

Ensuite vous évitez de provoquer du tétanos musculaire qui peut épuiser un muscle déjà fatigué. Comme nous le verrons, un muscle se tétanise en effet lorsque les interruptions dépassent dix à douze par seconde. Il faut après chaque excitation laisser au muscle le temps de revenir au repos et on ne devra pas dépasser cinq interruptions par seconde. Ce sont ces intermittences lentes que vous emploierez dans l'incontinence nocturne d'urine.

En résumé, *pour agir sur la sensibilité vous emploierez des intermittences rapides, et pour agir sur la motilité des intermittences lentes.*

5. *La bobine induite* peut être faite soit avec *du fil gros*, soit avec *du fil fin.* La force électromotrice et l'intensité du courant induit ne sont pas les mêmes dans les deux cas.

Plus le fil sera fin et plus le nombre de tours sera grand et plus la force électromotrice sera élevée. Par contre l'intensité sera moins grande, car la résistance de l'appareil augmentera en proportion.

C'est là le cas de la *bobine à fil fin.* Le contraire se produira avec la *bobine à fil gros;* il y aura *moins de force électromotrice mais plus d'intensité.*

La quantité de watts sera la même. s'il n'y a pas de déperdition, car nous savons que le watt égale l'intensité multipliée par le voltage. En effet c'est toujours la même quantité d'électricité que l'on doit retrouver après la transformation, la bobine de Ruhmkorff n'étant qu'un transformateur d'énergie électrique.

Les deux bobines ont chacune leur indication.

La bobine à fil fin, produisant une grande force électromotrice et peu d'intensité, impressionnera plus profondément le système nerveux sensitif. C'est elle que l'on devra choisir lorsqu'on voudra agir d'une manière réflexe, ou bien lorsqu'on voudra provoquer la douleur.

La bobine à fil gros, au contraire, produit moins de tension mais plus d'intensité. Le courant induit qui la parcourt agit moins sur la sensibilité mais impressionne davantage la motilité. C'est lui que l'on devra employer de préférence lorsqu'on veut exciter le système musculaire.

Tous les appareils n'ont pas de bobine à fil gros.

Dans ce cas on peut se servir des courants induits se produisant dans la bobine inductrice elle-même. Ces courants prennent le nom *d'extra courant*.

En résumé, *les courants de la bobine induite à fil fin ont une force électromotrice plus grande et une intensité*

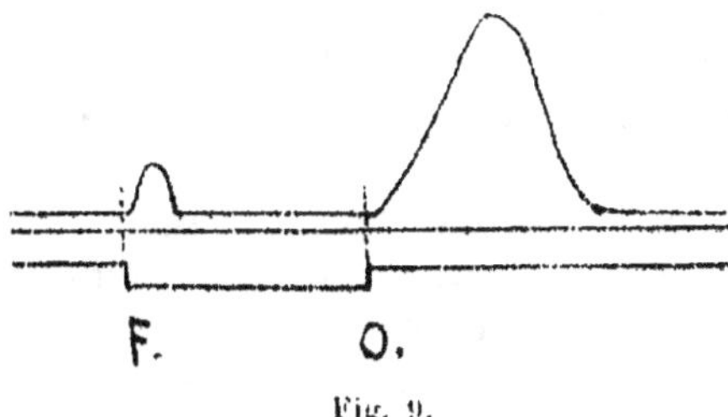

Fig. 9.

plus faible : ils servent surtout pour *l'excitation sensitive et réflexe.*

Les courants de la bobine à fil gros et l'extra courant servent plutôt pour l'excitation musculaire.

Ces faits confirment les expériences de d'Arsonval qui a démontré que le nerf réagit surtout à une variation de force électromotrice, tandis que le muscle réagit plutôt à une variation de quantité.

Quel pôle devrez-vous choisir?

Nous savons qu'à chaque interruption deux courants de sens inverse se produisent. Le courant induit de rupture est celui qui a la force électromotrice la plus grande et qui excite le plus vivement soit la sensibilité, soit la motilité. Si, sur une grenouille on vient à électriser un muscle, on voit la courbe suivante se produire (fig. 9).

Les pôles marqués sur la bobine induite se rapportent à ce dernier courant.

De même que pour les courants galvaniques, c'est le pôle négatif qui est le plus actif.

Comment gradue-t-on ces courants ?

La graduation présente une grande importance, et on ne doit se servir que d'appareils pouvant aller de zéro à une grande intensité. On gradue les courants en faisant glisser la bobine induite sur la bobine inductrice : plus la bobine inductrice est recouverte et plus le courant est intense.

On peut encore enfoncer plus ou moins entre l'inducteur et l'induit un tube de métal ne présentant pas de solution de continuité. Ce tube de métal a pour but d'empêcher la partie de la bobine inductrice recouverte d'agir sur la bobine induite. En effet l'énergie inductrice, au lieu d'agir sur la bobine induite, se borne à développer dans le tube de métal des courants dits de Foucault, courants sans action inductrice bien active sur la bobine induite.

En résumé : 1. Les courants induits sont des *courants alternatifs*. Les courants d'ouverture ayant une force électromotrice plus grande sont les plus actifs : nous verrons plus loin pourquoi ; ce sont les seuls qui, à intensité égale, provoquent soit des impressions sensitives, soit des contractions musculaires.

2. Ces courants diffèrent des courants galvaniques en ce qu'ils ont une tension beaucoup plus forte et une intensité faible.

3. La bobine à gros fil a plus d'intensité et moins de force électromotrice : elle agit surtout sur la contractilité, tandis que la bobine à fil fin, ayant plus de force électromotrice et moins d'intensité agit surtout sur le système nerveux sensitif.

4. Les intermittences rapides agissent surtout sur la sensibilité et les intermittences lentes sur la motilité.

Quelles sont les propriétés du courant faradique ?

Nous avons vu que le courant galvanique peut se transformer en énergie calorique, lumineuse, chimique et physiologique.

Le courant faradique étant un courant alternatif, c'està-dire composé de deux courants de sens inverse, les effets chimiques sont à peu près nuls. Les effets caloriques et lumineux ne sauraient exister avec les petits appareils que nous possédons, de sorte que je n'étudierai que les *phénomènes physiologiques*.

Le courant faradique peut produire soit des phénomènes d'excitation neuro-musculaire, soit des modifications dans les actes de la nutrition.

I. — *Phénomènes d'excitation neuro-musculaire.*

a. *Excitation des nerfs.*

Le courant faradique a en quelque sorte une action élective pour le système nerveux, et il l'excite beaucoup plus que le système musculaire.

Après la curarisation, le muscle ne réagit au courant faradique qu'avec une intensité beaucoup plus considérable qu'à l'état normal. Il réagit au contraire à peu près normalement au courant galvanique, du moins comme quantité d'excitation.

1° *Action sur les nerfs moteurs.*

Nous l'étudierons lorsque nous parlerons de l'action du courant faradique sur la contractilité musculaire.

2° *Action sur le nerf sensitif.*

L'action intense du courant faradique sur les nerfs sensitifs permet de l'employer lorsqu'on veut produire une excitation révulsive ou réflexe. On emploie alors la *faradisation cutanée* ou muqueuse.

Il n'y a pas d'agent thérapeutique qui puisse mieux remplir ces indications. On peut en effet provoquer des douleurs qui vont depuis le simple chatouillement jusqu'à la douleur la plus intense. Cette douleur peut être éveillée brusquement et cesser de même.

Il n'y a à craindre aucune désorganisation des tissus, de sorte que son emploi peut être fréquemment répété, si besoin est, sans laisser aucune trace, si ce n'est parfois quelques rougeurs légères et une érection des papilles.

Ces phénomènes sont dus à des modifications vaso-motrices.

Pour produire la faradisation cutanée, on peut utiliser la méthode bipolaire, c'est-à-dire prendre deux électrodes circulaires que l'on promène à 2 ou 3 centimètres l'une de l'autre sur la partie à exciter. Les électrodes peuvent être en charbon, recouvert de flanelle ou d'ouate hydrophile: elles devront alors être mouillées avec de l'eau tiède, ou bien elles seront métalliques et elles pourront alors être appliquées directement sur la peau.

Mais il vaut mieux employer la méthode unipolaire, surtout si l'on ne dispose pas d'un grand appareil.

Pour cela on prend une grande électrode humide appelée électrode indifférente, que l'on place sur une partie quelconque, et une électrode active, qui doit être petite, afin de concentrer toute l'électricité sur un seul point. Cette électrode active peut être formée soit par un petit tampon de charbon recouvert d'ouate mouillée, soit par une électrode métallique formée par de petites vergettes métalliques réunies en pinceau. On se servira de préférence de la bobine à fil fin avec des intermittences rapides. On prendra le pôle négatif comme pôle actif et on donnera au courant induit une force suffisante pour produire l'effet désiré.

b. *Excitation musculaire.*

L'électrisation des muscles peut être faite indirectement en excitant le nerf. Il vaut mieux dans ce cas employer la méthode unipolaire. L'électrode active sera placée sur le nerf, au niveau du point que l'on sait être le plus excitable : chaque nerf et chaque muscle a en effet un point où l'excitation est plus efficace et donne une contraction avec le moins de courant. C'est ce que Duchenne a appelé *le point d'élection.* L'électrisation indirecte des muscles doit être faite lorsque l'adipose sous-cutanée au niveau du muscle est trop grande, lorsque le muscle est trop profond, et lorsqu'on veut bien distinguer quels sont, dans un groupe musculaire, les muscles qui se contractent normalement.

Il vaut mieux, en général pratiquer *l'électrisation musculaire directe.* Il est important, dans ce cas, d'éliminer autant que possible le phénomène douleur.

Duchenne de Boulogne avait porté ce mode d'électrisation, appelée par lui *localisée* au plus haut degré de perfection.

Nous devons ici faire tout le contraire de ce que nous faisions tout à l'heure lorsque nous voulions réveiller la sensibilité réflexe par l'électrisation cutanée.

Au lieu de prendre la bobine à fil fin, nous prendrons la bobine à fil gros qui donne moins de tension mais plus de quantité. Nous savons, en effet, que tandis que le nerf réagit surtout aux variations de force électromotrice, le muscle répond plutôt aux variations de quantité.

Les intermittences seront de préférence lentes et cela pour deux raisons.

A. — D'abord pour ne pas amener *le tétanos d'un muscle* déjà fatigué.

Que doit-on entendre par tétanos musculaire ?

Si on décompose le tracé d'une secousse musculaire isolée, on voit (fig. 10).

1° Une période d'excitation latente qui sépare le moment de l'excitation de celui où le muscle commence à se contracter. Cette *période latente* dure de 0,01 à 0,005 seconde.

2° Vient ensuite la période où la contraction atteint sa plus grande hauteur (*période ascendante*).

3° Le muscle reste un certain temps, en général très

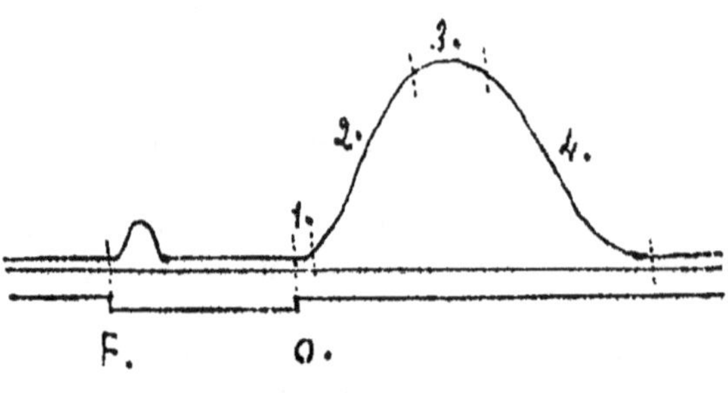

Fig. 10.

court, contracté et la courbe forme un léger *plateau*, moins important que celui qui résulte de l'excitation galvanique.

4° Le muscle se relâche (*période descendante*). Cette dernière période est de beaucoup la plus longue. D'une manière générale la contraction totale dure de 0,04 à 0,08 centièmes de seconde, si le muscle est normal. Mais si le muscle est fatigué la contraction peut durer plus longtemps.

Si avant la fin de cette courbe (fig. 11) on excite de nouveau le muscle, une nouvelle contraction se produit. Cette dernière vient en quelque sorte se greffer sur la première et est plus élevée. A mesure que l'on continue l'excitation, la contraction finit par devenir maxima et le tétanos devient de plus en plus prononcé à mesure que le nombre d'intermittences par seconde devient plus grand; il n'y a plus ni période ascendante ni période descendante et la contraction reste permanente (fig. 11, C).

Le tétanos parfait se produit toujours lorsque les intermittences dépassent quinze ou vingt par seconde, mais il peut se produire bien plus tôt si le muscle est malade : on

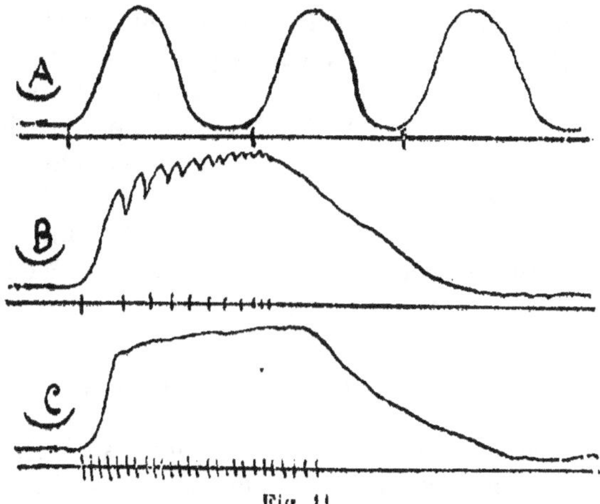

Fig. 11.

ne devra pas en général dépasser quatre à cinq interruptions par seconde.

Dans certains cas cependant on pourra tétaniser le muscle avec des intermittences rapides, mais il faudra employer alors la *faradisation rythmée*.

On tétanise légèrement le muscle pendant une seconde et on le laisse ensuite se reposer pendant une seconde et ainsi de suite. On peut obtenir ce résultat en mettant l'interrupteur de l'appareil à vingt ou trente intermittences par seconde, et en interrompant à la main ou au moyen d'un métronome le courant induit produit.

B. — La deuxième raison qui doit nous faire choisir des intermittences lentes, consiste dans ce fait que, plus les interruptions sont rapides et plus les phénomènes douloureux sont intenses, du moins si la vitesse ne dépasse pas une certaine limite.

Ce fait est facile à comprendre. Une interruption par seconde peut ne produire qu'une douleur très légère, non par excitation musculaire, mais par excitation des nerfs sensibles de la peau. Si au lieu d'une seule excitation nous avons dix à quinze excitations par seconde, il y aura d'abord dix à quinze fois plus de sensations douloureuses dans le même temps ; de plus les excitations douloureuses sont pour ainsi dire subintrantes ; une excitation nouvelle survenant sur un terrain déjà douloureux : il se produit ce qu'on pourrait appeler *un tétanos sensitif* : une excitation douloureuse apparaît en effet avant que la précédente soit terminée.

II. — *Action sur la nutrition.*

Par suite de l'absence de phénomènes électroiytiques l'action sur la nutrition est moins intense. Les phénomènes d'ionisation manquent (sauf pour les excitations produites par les extra courants), et les modifications des phénomènes physiques (tension superficielle, osmose) sont moins accusés.

Le courant faradique peut cependant agir sur la nutrition par excitation locale, par action réflexe, et peut-être par irritation directe des nerfs trophiques. Ces excitations en outre du massage interne produit sur le muscle, peuvent provoquer des modifications vaso-motrices plus ou moins intenses, et régulariser la nutrition du muscle. De plus elles peuvent agir par réflexe sur la moelle et réveiller les centres nutritifs.

M. Debedat a fait sur ce sujet des recherches tout à fait

probantes. Il est facile chez un animal, le lapin, par exemple, de comparer le poids de deux groupes musculaires symétriques dont l'un a été électrisé un certain nombre de fois. M. Debedat a choisi les muscles fémoraux postérieurs du lapin et a électrisé pendant un certain temps les muscles d'un côté. Le poids des muscles symétriques étant le même, il est facile de se rendre compte des résultats obtenus au point de vue de la nutrition. Cet auteur a observé qu'en se servant des courants faradiques rythmés, interrompus une fois chaque deux secondes, on obtenait une augmentation de volume des muscles. Au contraire, en électrisant avec le même courant, mais d'une manière continue, non seulement les muscles traités n'augmentèrent pas de poids, mais encore présentèrent un certain degré d'atrophie avec des lésions histologiques constatées au microscope.

On voit ainsi que le même courant appliqué pendant le même temps, mais d'une façon différente, provoque des effets inverses.

Nous venons d'étudier la faradisation telle qu'elle peut être pratiquée avec l'appareil faradique ordinaire. A ce procédé d'électrisation se rattachent deux autres moyens d'appliquer le courant faradique.

Je veux parler :

1° *De la galvano-faradisation* (courant de Watteville).

2° *Des courants sinusoïdaux.*

1° *Courants galvano-faradiques.*

Les courants galvaniques et faradiques que nous venons d'étudier séparément, peuvent être employés dans un même traitement, non seulement d'une manière successive, mais bien encore d'une manière simultanée. C'est ce qu'on appelle la galvano-faradisation, ou courant de Watteville.

Pour obtenir les courants galvano-faradiques (fig. 12)

on introduit tout simplement la bobine induite sur le trajet du courant galvanique.

Pour agir d'une manière plus efficace, les deux courants doivent être de même sens. Pour cela on mettra les deux appareils en tension; c'est-à-dire que le pôle positif de la bobine sera mis en rapport avec le pôle négatif de l'appareil galvanique. Il en résulte qu'une des électrodes sera mise en relation avec le pôle positif de l'appareil galva-

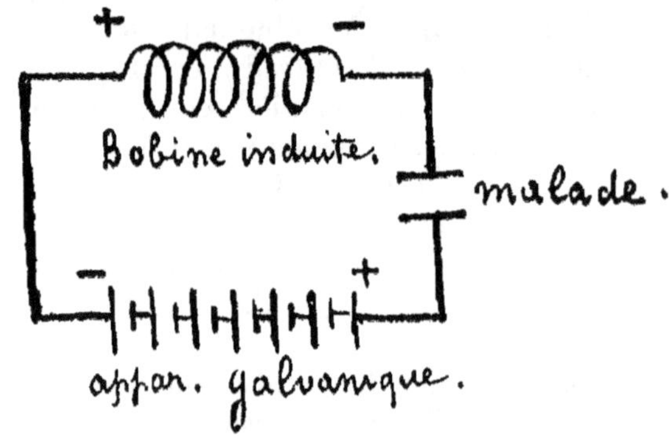

Fig. 12.

nique, et l'autre électrode avec le pôle négatif de la bobine.

La sensation éprouvée par le malade est bien différente de celle produite par chaque courant utilisé séparément. On obtient d'abord une contraction avec un courant faradique moindre; de plus, la sensation éprouvée, quoique se rapprochant de celle du courant faradique, est cependant beaucoup plus profonde.

L'action sur la nutrition doit être beaucoup plus grande, à cause des phénomènes électrolytiques qui se produisent par suite du passage continu d'un courant galvanique. Si vous pratiquez la galvano-faradisation sur un organe profond, il faudra bien faire attention à ne pas produire d'escarres : on devra donc bien surveiller l'intensité du courant galvanique qui sera dans le circuit.

2° *Courants sinusoïdaux.*

Les courants produits par la bobine de Ruhmkorff ont plusieurs défauts.

1° Il est très difficile de les doser pratiquement ; pour être sûr de leur action, il faut toujours se servir du même appareil, actionné par les mêmes piles : on finit alors, empiriquement, par connaître et doser les courants que l'on emploie.

2° L'onde électrique, produisant l'excitation est loin d'être régulière : au lieu d'être graduellement croissante et décroissante, elle présente un sommet d'ordinaire très aigu qui impressionne douloureusement les nerfs sensitifs soit cutanés, soit musculaires.

M. le professeur d'Arsonval a cherché à remédier à ces défauts en construisant un appareil produisant des courants d'induction égaux entre eux, quel que soit le moment de la variation du courant positive ou négative, où ils apparaissent. On appelle ces courants *sinusoïdaux.*

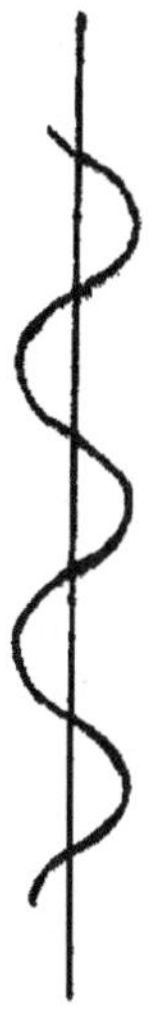

Fig. 13.

Dans les courants faradiques ordinaires on utilise pour produire l'effet inductif, un courant et un aimant qui commencent et qui finissent. Dans les appareils à courants sinusoïdaux on utilise plutôt un aimant qui s'approche ou qui s'éloigne. On peut y arriver de deux façons : soit en faisant tourner une bobine devant un aimant circulaire, soit en faisant tourner l'aimant autour de la bobine. On donne le nom de courants sinusoïdaux à ceux qui présentent successivement une onde positive et une onde négative. On réserve le nom de *courants ondulatoires* aux courants sinusoïdaux dont les ondes sont toutes de même sens.

Les courants sinusoïdaux se caractérisent donc par une onde régulière, symétrique et continue. Elle est *régulière* parce qu'elle augmente et décroît d'une façon graduelle, sans variations brusques et sans présenter de sommets aigus et une courbe irrégulière comme dans l'électricité faradique. Dans le courant sinusoïdal les ondes sont *symétriques*, c'est-à-dire que l'onde positive est égale à l'onde négative (fig. 13).

Le temps employé pour tracer la double courbe s'appelle la *période de la sinusoïde*; il est nécessairement le double de celui employé pour tracer chaque onde prise isolément.

Nous savons qu'il n'en est pas de même pour le courant faradique, l'onde de fermeture présente beaucoup moins de force électromotrice que l'onde d'ouverture.

Enfin elle est continue, car, par suite du mouvement régulier de l'appareil les ondes se succèdent sans interruption : il n'en était pas de même pour les courants faradiques, chaque onde était suivie d'un repos.

Au moyen de ces appareils on peut doser parfaitement les courants que l'on donne, et il est facile d'obtenir une onde qui a toujours la même *quantité*, la même *fréquence*, la même force *électromotrice* et la *même forme*.

En effet toutes ces différentes parties de l'onde peuvent se modifier à volonté.

1. On peut augmenter ou diminuer *la quantité* en mettant un aimant plus ou moins fort, ou mieux encore en aimantant plus ou moins un électro-aimant par un courant galvanique d'intensité différente.

2. *La fréquence* sera d'autant plus grande que l'aimant tournera plus vite.

3. La hauteur de l'onde, c'est-à-dire la force électromotrice sera d'autant plus élevée que la vitesse sera plus grande.

4. Quand l'appareil marche normalement l'onde est parfaitement régulière. On peut faire varier cependant sa forme en faisant tourner l'aimant d'une certaine façon ; par exemple au moyen d'un excentrique approprié, ou en décentrant un aimant circulaire.

On voit qu'avec ces appareils les inconvénients attachés aux courants d'induction ordinaires disparaissent : on peut en effet doser tous les éléments du courant employé et avoir des ondes de même force et de même forme.

Quelles sont les propriétés de ces courants?

M. d'Arsonval a démontré que l'excitabilité du nerf était surtout mise en jeu par la rapidité et par la grandeur de la variation de potentiel, tandis que l'excitabilité du muscle était surtout mise en jeu par la quantité. Il faudra donc choisir, suivant les cas, ce que M. d'Arsonval appelle la forme convenable de *la caractéristique d'excitation*.

1. *A bas potentiel et à basse fréquence*, les courants sinusoïdaux paraissent produire peu d'effet. L'électricité n'est pas sentie et on peut faire passer des courants assez forts sans que rien ne vienne déceler subjectivement leur présence. Cependant leur action est certaine ; ils augmentent sans aucun doute les échanges nutritifs. Si on place des animaux dans un calorimètre, on peut constater que *la température augmente* et qu'il se produit une action spéciale sur la nutrition propre des éléments cellulaires. En effet, il y a *une grande augmentation d'oxygène absorbé* et *d'acide carbonique éliminé*.

2. *A fréquence et à potentiel moyen* on peut exciter les muscles sans que le système nerveux sensitif soit impressionné. Les *muscles à fibres lisses, sont excités aussi facilement que les muscles à fibres striées*, ce qui n'avait pas lieu lorsqu'on utilisait les courants faradiques ordinaires.

Le peu de réaction des nerfs sensitifs à ces courants est

précieux lorsqu'on veut électriser une région présentant une grande sensibilité. Dans le cas de muscles très profonds on peut facilement augmenter la force du courant sans avoir à redouter la production des phénomènes douloureux empêchant souvent le médecin d'atteindre le degré d'excitation voulu.

3. A mesure que l'on augmente la fréquence on augmente forcément la force électromotrice et les phénomènes sensitifs apparaissent. Un maximum a lieu entre 2.500 et 5.000 excitations par seconde. A partir de ce moment les phénomènes d'excitation décroissent et vers 10.000 excitations par seconde les courants passent sans produire ni contraction ni sensibilité; ils agissent cependant encore sur la nutrition. Nous parlerons des effets qu'ils produisent lorsque nous étudierons les courants de haute fréquence.

LEÇON IV

3. — **Courants de haute fréquence**.

Ces courants se produisent lorsque l'on décharge brusquement au moyen d'une étincelle, un condensateur dans
un circuit de faible résistance, doué d'une certaine capacité et d'une certaine self.

Qu'est-ce qu'un condensateur? On donne ce nom à deux
plaques conductrices séparées par un diélectrique, par
exemple le verre, le mica.

Le condensateur peut se présenter sous des formes différentes. Vous connaissez tous la bouteille de Leyde, formée par un diélectrique, le verre, tapissé intérieurement
et extérieurement par une lame métallique. Les lames
interne et externe prennent le nom d'armature interne et
d'armature externe (fig. 14).

Si on met les deux armatures en relation avec une source
d'électricité à haut potentiel (machine statique, bobine
d'induction, transformateur industriel), le diélectrique se
charge d'électricité et si on vient à rapprocher les deux
armatures l'une de l'autre on voit bientôt jaillir une étincelle.

L'étincelle peut être homogène. Mais si certaines conditions sont observées, c'est-à-dire si le circuit a une faible
résistance, une certaine capacité et une certaine self induction, la décharge au lieu d'être instantanée sera oscillante :
l'étincelle sera formée par un nombre considérable de
petites oscillations allant alternativement d'une armature à

l'autre et si rapides que l'œil ne peut en observer la discontinuité. Tesla avait pu aller de 10.000 à 500.000. Mais avec le dispositif de Hertz, on a pu aller beaucoup plus loin et atteindre jusqu'à 10 milliards. Les appareils employés en médecine donnent environ de 200.000 à plusieurs millions d'oscillations par seconde.

Avant d'étudier ces vibrations il est bon de dire quelques

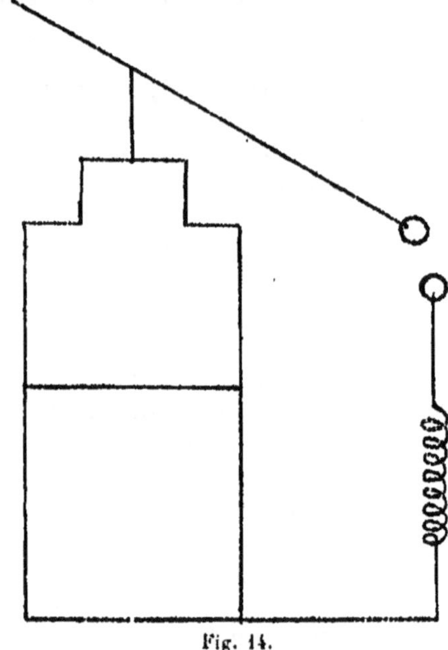

Fig. 14.

mots sur les phénomènes vibratoires en général, et de voir quelle est la place qu'occupent les ondes de haute fréquence dans le sytème vibratoire.

L'immensité de l'espace est remplie d'abord par la matière puis par ce qu'on est convenu d'appeler l'éther. L'éther est un fluide impondérable et incompressible que l'on suppose remplir les espaces interplanétaires et qui pénètre les inter-

valles intermoléculaires des corps, partout où la matière
ne peut s'insinuer. C'est dans la matière et dans l'éther
que se produisent les vibrations. Ces vibrations, encore
appelées radiations, sont de diverses sortes et diffèrent
entre elles.

1° Comme nombre ;

2° Comme vitesse ;

3° Comme longueur d'onde ;

4° Comme mode de propagation.

1. *Comme nombre.* — On a pris comme terme de comparaison les oscillations durant l'espace d'une seconde. Ces
oscillations sont produites par un pendule ayant une longueur de 0 m. 50.

En partant de l'oscillation durant une seconde, on peut
classer facilement les oscillations en les rangeant par
octaves, c'est-à-dire en doublant successivement le nombre
de vibrations qui se produisent pendant une seconde. Le
nom d'octave a été ainsi donné parce que chaque intervalle musical d'octave est obtenu en doublant toujours le
nombre de vibrations sonores. Ainsi si une note, le *la*, a
par exemple 870 vibrations, l'octave supérieure aura 870×2
c'est-à-dire 1.740. Si on fait partir les vibrations de l'oscillation du pendule de 0 m. 50 donnant une oscillation par
seconde, la première octave correspondra à deux oscillations par seconde, la deuxième à quatre, la troisième à
huit et ainsi de suite.

Vous connaissez tous l'histoire de ce sage à qui son roi
promit de donner tout ce qu'il pourrait désirer. Le sage
se contenta de demander seulement que l'on mit un grain
de blé sur la première case d'un échiquier et que l'on
doublât successivement le nombre de grains jusqu'à la
64° case. Vous savez que le roi ne put tenir sa promesse,
parce que le nombre de grains de blé qu'il aurait fallu
donner aurait couvert un grand nombre de fois la surface
de son empire.

Le nombre de vibrations des énergies connues n'atteint pas encore la soixante-quatrième case, mais s'en rapproche un peu. On connaît des radiations qui atteignent la cinquante-troisième octave; leur nombre atteint environ 7 à 8 millions de milliards.

Les oscillations électriques que nous aurons à étudier ont un nombre plus modeste et sont loin d'atteindre ce chiffre fantastique. Les oscillations les plus basses atteignent environ 4.000 par seconde et correspondent à la douzième octave. Les oscillations les plus rapides sont fournies par les oscillations Hertziennes qui vont jusqu'à 10 milliards par seconde. Lebedew a même pu aller jusqu'à 100 milliards.

Si nous faisons un tableau du nombre respectif des diverses radiations connues, nous verrons plus clairement la place qu'occupent les radiations électriques dans le domaine vibratoire. En premier lieu viennent les oscillations se passant dans la matière : ce sont les oscillations sonores qui vont de la quatrième à la dix-septième octave, c'est-à-dire de 16 à 130.000 par seconde.

Les oscillations plus rapides se passent dans l'éther. On trouve d'abord les oscillations électriques qui vont de la douzième à la trente-troisième octave. Les oscillations de Tesla avaient une fréquence de 500.000 (19 oct.). Ces oscillations sont produites par la décharge oscillante des bouteilles de Leyde ordinaires. Les vibrations Hertziennes sont plus rapides et vont de la vingt-huitième à la trente-troisième octave, c'est-à-dire de 200.000.000 à 50 milliards.

De la trente-troisième à la quarante-troisième octave se trouve un espace encore inexploré. Il existe peut-être des formes de l'énergie qui présentent un nombre de vibrations correspondant à ces octaves, mais nous ne les connaissons pas.

De la quarante-quatrième à la quarante-huitième octave se trouvent placées les radiations caloriques.

La lumière est à cheval sur la quarante-neuvième et la cinquantième octave. Les vibrations vont de 483 trillions (rouge) à 708 trillions (violet).

A partir de la cinquantième octave on trouve les radiations ultra violettes ou chimiques.

Quelques radiations (rayons X) atteindraient la cinquante-troisième octave (10 quatrillions). Nous ignorons s'il existe des vibrations encore plus fréquentes.

2. Les radiations diffèrent encore *comme vitesse*. Les vibrations peuvent se produire soit au sein de la matière dans ses divers états, solide, liquide, gazeux ou bien dans l'éther.

Dans la matière, la vitesse d'onde varie. Dans l'air, par exemple, les ondes sonores se propagent avec une vitesse de 360 mètres par seconde.

Dans l'éther la vitesse est beaucoup plus grande et atteint pour l'électricité et la lumière la vitesse de 300.000 kilomètres par seconde.

3. *La longueur d'onde* est nécessairement en rapport avec le nombre de vibrations et la vitesse de propagation. S'il se produisait une seule onde électrique par seconde, cette onde aurait 300.000 kilomètres de longueur. Les ondes Hertziennes qui sont les plus petites ondes électriques peuvent avoir des ondes de 2 à 3 centimètres de longueur. La longueur de l'onde lumineuse est beaucoup plus petite et a seulement dans les environs de 1 demi-millième de millimètre de longueur.

La longueur des radiations des rayons X et du radium est encore beaucoup plus petite : aussi la plupart d'entre elles peuvent-elles traverser tous les corps connus.

4. *Le mode de propagation est encore différent.* Dans l'air les ondes se propagent longitudinalement à la ligne que suivent les radiations ; l'onde est longitudinale, c'est-à-dire normale à la direction de l'onde (fig. 15 *a*). C'est le même mode de propagation qui se produit lorsqu'on imprime un

mouvement à une série de billes placées bout à bout : le mouvement se transmet longitudinalement à sa direction.

Dans l'éther qui est incompressible, la propagation se fait perpendiculairement à la direction que suivent les ondes : c'est ce qui se passe lorsqu'on jette une pierre dans un bassin ; il se forme une série de cercles concentriques produisant une série d'ondes se propageant perpendiculairement à la ligne que suivent les radiations (fig. 15 b).

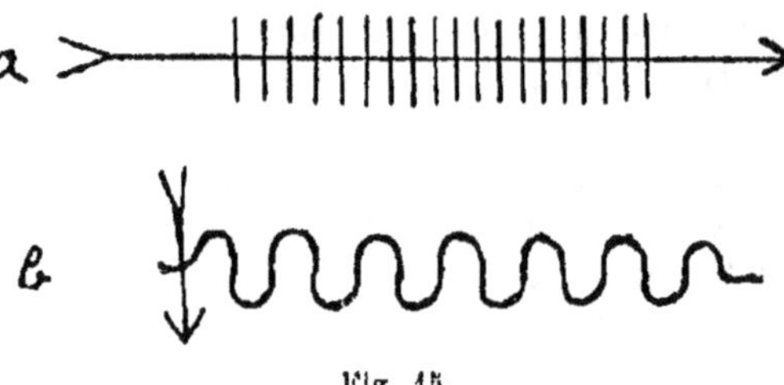

Fig. 15.

Ce sont des ondes transversales. Les déplacements sont tangents à la surface de l'onde.

Nous en avons je crois assez dit sur l'histoire des vibrations en général.

Qu'il vous suffise de savoir :

1. Que les vibrations électriques ont une fréquence qui se place entre la treizième et la trente-troisième octave, c'est-à-dire de 10.000 à 10 milliards.

2. Qu'elles circulent dans l'éther et ont une vitesse de 300.000 kilomètres par seconde, c'est-à-dire égale à celle la lumière.

3. Que leur longueur d'onde est d'autant plus petite que le nombre par seconde est plus grand.

4. Qu'elles se propagent perpendiculairement à la direction que suivent les ondes.

Il convient de remarquer que le milieu dans lequel se produisent les oscillations électriques, le mode de propagation, la vitesse sont les mêmes pour les différentes oscillations. Il n'y a que le nombre et partant la longueur d'onde qui varie. De là la *théorie de Maxwell* d'après laquelle les différentes énergies ne seraient qu'une modification d'une même énergie, l'électricité, et n'en différeraient que par le nombre plus ou moins grand des oscilla-

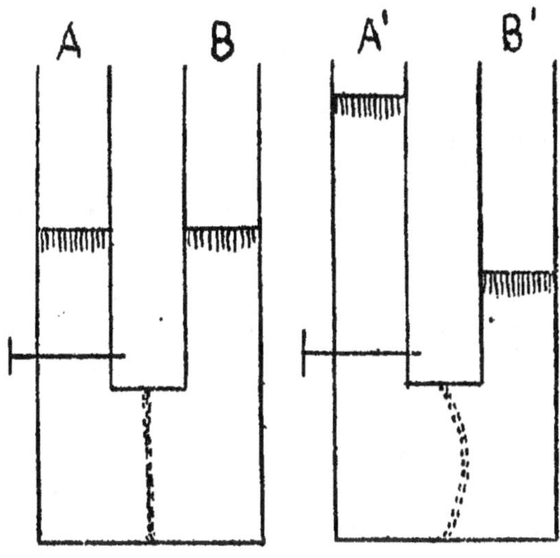

Fig. 16.

tions faisant vibrer l'éther. Ce serait toujours le même agent qui, vibrant de la treizième à la trente-troisième octave formerait les différentes oscillations électriques proprement dites.

En vibrant entre la quarante-quatrième et la cinquante-et-unième octave, on verrait se produire successivement les phénomènes caloriques, lumineux et chimiques. Il est, je crois, difficile d'aller plus loin dans la connaissance de la nature intime de l'électricité.

Les courants de haute fréquence ne sont donc que de

l'énergie électrique vibrant entre la treizième et la trente-troisième octave, c'est-à-dire allant environ de 10.000 à 10.000.000.000 de vibrations par seconde.

En médecine on utilise seulement les radiations ayant une vitesse de vibration d'environ 200.000 par seconde à plusieurs millions.

Comment ces oscillations peuvent-elles se produire?

Prenons (fig. 16) deux tubes réunis inférieurement par un tube muni d'un robinet et sur le trajet duquel se trouve une membrane élastique.

Si le liquide est au même niveau dans les deux tubes,

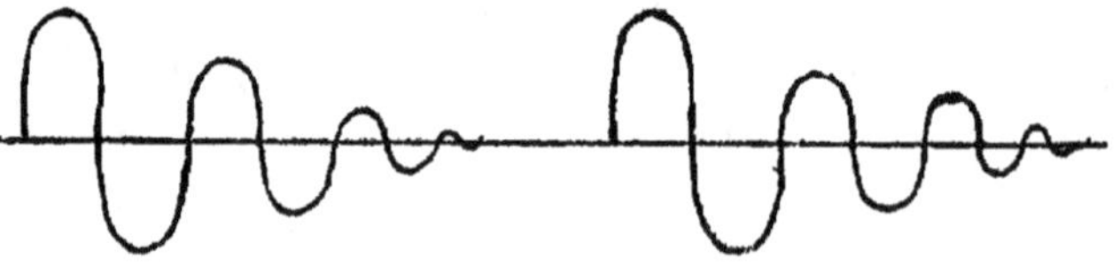

Fig. 17.

la membrane élastique restera à l'état de repos quand on ouvrira le robinet. Mais si le liquide est plus élevé dans le tube A, la membrane se tendra aussitôt que le robinet sera ouvert, jusqu'à ce que sa résistance à la tension fasse équilibre à la poussée du liquide.

Si le liquide n'avait pas d'inertie, la membrane se tendrait tout doucement jusqu'à ce qu'elle ait atteint son summum de tension.

Mais qu'arrivera-t-il s'il y a de l'inertie?

La vitesse acquise continuera à tendre la membrane au delà de la tension nécessaire pour faire équilibre à la pression du liquide. Il en résultera nécessairement l'instant d'après, un retour de la membrane au niveau qu'elle doit occuper, niveau qu'elle dépassera encore, en sens inverse, toujours en raison de l'inertie. Il y aura une sorte de jeu de raquettes. Il en est de même pour les ressorts recti-

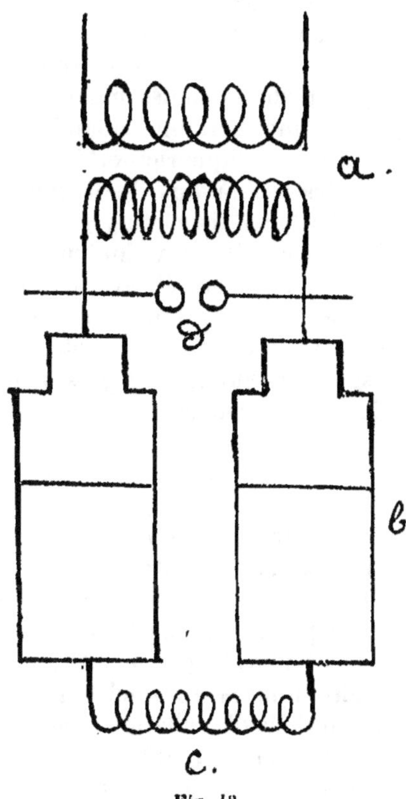

Fig. 18.

lignes que l'on tend et que l'on abandonne ensuite à eux-mêmes.

Les oscillations de la membrane vont toujours en diminuant jusqu'à ce que l'état d'équilibre parfait s'établisse. Il se produit, en définitive, une vibration sinusoïdale de la membrane. On peut appliquer tous ces raisonnements à la décharge du condensateur. Dans le condensateur l'énergie est emmagasinée non sous forme de déformation de membrane élastique, mais sous forme de déformation des molécules du diélectrique. L'inertie est ici représentée par la self induction qui, avant l'établissement de l'état permanent, emmagasine une certaine quantité d'énergie. Dans la comparaison hydraulique rapportée plus haut, on se rend compte que les oscillations de la membrane ne se feront pas si la résistance du circuit est très grande, car la différence de niveau s'établira lentement.

De même pour le condensateur électrique. Pour que les oscillations puissent se produire, il ne suffit pas de décharger un condensateur, il faut encore que l'équation suivante soit respectée, c'est-à-dire que R^2 soit plus petite que la self induction divisée par la capacité.

$$R^2 < \frac{4\,L}{C}$$

Les oscillations ont une forme sinusoïdale et sont très rapidement amortis (fig. 17). La vitesse des ondes est de 300.000 km par seconde: Le nombre peut aller de 30.000 à plusieurs milliards par seconde. Avec de très grands condensateurs, on peut n'avoir que 30.000 à 50.000 oscillations. Les appareils utilisés en médecine donnent de 200.000 à plusieurs millions d'oscillations par seconde.

Ces appareils se composent (fig. 18) :

1° D'une source d'électricité à haut potentiel (bobine (*a*) machine statique); 2° d'un condensateur (*b*); 3° d'une self (*c*) formée par une spire de gros fil de quinze à vingt tours; 4° d'un éclateur (*d*) permettant de décharger le condensateur. Dans le dispositif de Tesla il n'y avait qu'un seul condensateur. M. d'Arsonval préfère mettre deux condensateurs (fig. 18). Les armatures externes sont reliées à la source et les deux armatures internes sont réunies par la self. C'est pour éviter que, si la paroi du condensateur éclate, le malade se trouve en communication directe avec la source à haut potentiel ; ce qui, dans certains cas, pourrait être dangereux.

Comment emploie-t-on ces courants?

On peut utiliser les courants de haute fréquence eux-

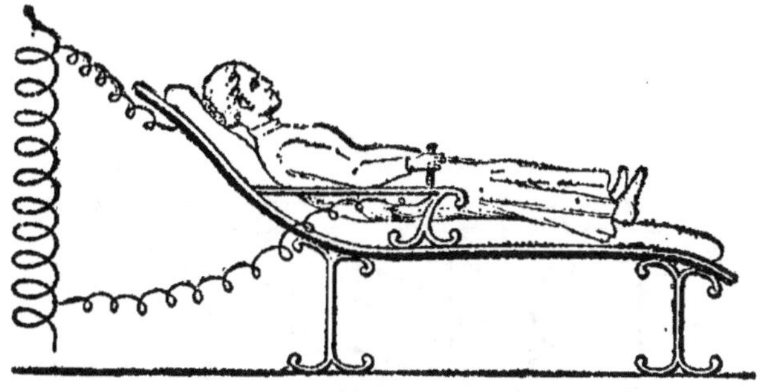

Fig. 19.

mêmes, ou bien les courants d'in...ion qu'ils produisent sur un circuit voisin.

1° *Courants directs.*

Les courants de haute fréquence ne peuvent pas être employés en mettant directement le corps humain dans le circuit, car le courant ne se produirait pas à cause de la grande résistance formée par les tissus de l'organisme : on n'aurait pas la formule, dans laquelle le carré de la résistance est plus petit que la self divisée par la capacité.

A. — On met la partie à électriser en dérivation sur un nombre plus ou moins grand de spires du petit solénoïde.

On emploie habituellement la *méthode bipolaire*.

a. L'application peut être *immédiate*, comme dans la *diathermie, l'électro-coagulation, fulguration par étincelles chaudes et courtes.*

b. L'application peut-être *médiate*, comme dans le *lit*

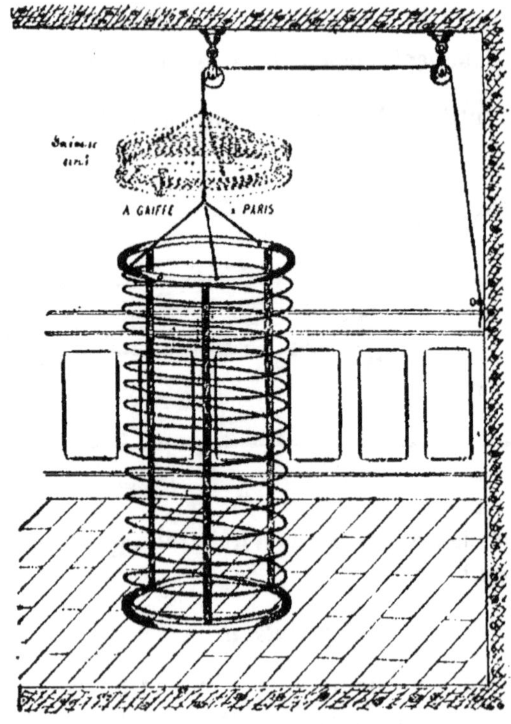

Fig. 20.

condensateur (fig. 19). Le malade est séparé de l'une des électrodes par un matelas isolant, formé par du caoutchouc. On réunit un des pôles à la partie métallique du lit condensateur. L'autre pôle est adapté à l'électrode active, et on prend un nombre plus ou moins grand de spires, suivant l'intensité que l'on veut obtenir.

Le lit condensateur s'emploie soit dans les applications locales, soit dans les applications générales.

B. Au lieu de prendre comme self un petit solénoïde, on peut se servir d'un grand solénoïde (fig. 20) dans l'intérieur duquel on place le malade qui est habituellement assis sur une chaise; on utilise alors les courants dévelop-

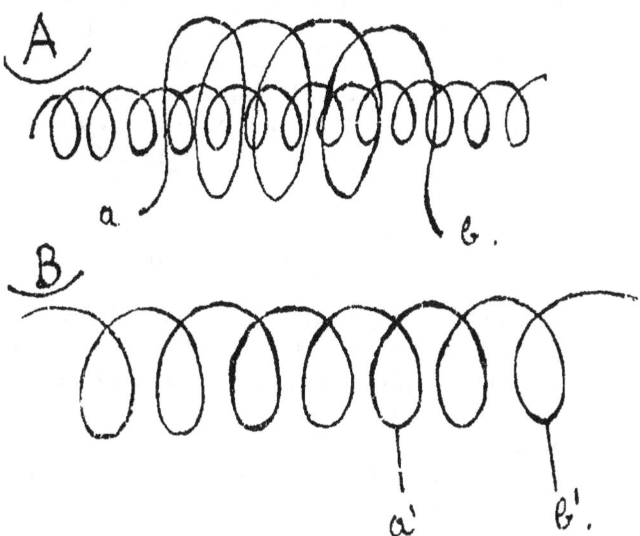

Fig. 21.

pés dans l'organisme par l'énorme induction qui caractérise les courants de haute fréquence au plus haut degré. Ces courants prennent le nom *d'auto-conduction.*

2° *Courants induits.*

Au lieu d'utiliser directement les courants produits par

le solénoïde formant self, on peut utiliser les courants produits par induction sur un second solénoïde; les courants ont moins de quantité et plus de tension.

Il existe 2 méthodes, la *bobine d'Arsonval* (fig. 21 *A*) et le *résonnateur d'Oudin* (fig. 21 *B*).

On emploie surtout le résonnateur d'Oudin. La bobine induite, au lieu d'être recouverte par la bobine inductrice, se prouve placée à la suite, et les deux solénoïdes n'en forment qu'un seul. En donnant à la bobine inductrice un nombre plus ou moins grand de spires, on agit *par résonnance* sur la bobine induite. La résonnance est maximum pour un certain nombre de spires inductrices. Si on diminue ou si on augmente le nombre de ces spires, les effets deviennent moins puissants et l'appareil n'est plus réglé à son maximum.

Comment se servir de cet appareil?

Les applications sont les mêmes que pour le petit solénoïde, mais la tension est beaucoup plus forte; on peut obtenir des effluves plus ou moins longs, et tirer des étincelles plus ou moins puissantes.

a. L'application *peut être directe*.

1° L'électrode active peut-être mise en contact direct avec les tissus. Lorsqu'il s'agit de muqueuse, elle prend le nom *d'électrode nue de Doumer*. Elle consiste en une tige métallique de forme appropriée cylindrique, conique, que l'on met en contact direct avec les tissus, comme dans le traitement de la fistule anale, des prostatites.

2° On peut agir à distance et appliquer sur le malade des effluves plus ou moins nourris, plus ou moins chauds, comme dans les prurits.

On peut aussi tirer des étincelles plus ou moins longues, qui peuvent agir, lorsqu'elles sont modérées pour faire des excitations sensitives de la peau.

Lorsqu'elles sont longues et puissantes, elles peuvent détruire les tissus. C'est ce que l'on appelle la *fulguration*, qui a été surtout appliquée par Keating-Hart.

b. L'application peut être indirecte. On peut aussi, avec les courants du résonnateur Oudin, employer le lit condensateur. On met un des pôles, l'inférieur, en contact avec la partie métallique du lit condensateur ; le pôle supérieur est relié à l'électrode active.

M. Oudin se sert d'une électrode, appelée *électrode condensatrice d'Oudin ;* cette électrode est formée par une tige métallique placée dans un tube de verre semblable à un tube d'essai. Le tube de verre est en contact direct avec la partie électrisée et la tige métallique est reliée au pôle supérieur du résonnateur. L'application de cette électrode doit être bien surveillée.

Au lieu de l'électrode condensatrice d'Oudin, on peut utiliser les *électrodes à vide de Mac Intyre.* Ces électrodes peuvent beaucoup plus facilement prendre des formes différentes. L'air est ici remplacé par le vide.

Propriétés des courants de H. Fr.

I. — Effets physiologiques.

Avec la H. Fr. nous sommes en présence de courants vibratoires ayant une haute fréquence et aussi une haute tension ; cette dernière est cependant moins forte que celle des machines statiques (toutes proportions gardées).

1. Le courant étant vibratoire, son passage ne pourra pas déterminer de phénomènes d'électrolyse, car le sens change à chaque demi-période. Dans l'application on n'aura pas à s'occuper de la question de pôles.

2. Le courant ayant une haute tension et une haute fréquence, et les intermittences étant très brusques, les phénomènes induits seront considérables, car l'intensité de l'induction est en rapport avec la force électromotrice et la vitesse de l'interruption. Tout corps placé dans le voisinage, surtout s'il est métallique, devient le siège d'un courant d'induction intense. Aussi est-il possible d'électriser le malade en l'entourant d'un solénoïde dans lequel passe le courant de H. Fr. (fig. 20).

3. Ces courants n'ont pas seulement une haute tension et une grande fréquence. Ils peuvent avoir aussi en même temps une quantité quelquefois considérable, se chiffrant par ampères. On peut avec eux allumer de fortes lampes et malgré cela ils sont sans aucune action sur les nerfs moteurs et les nerfs sensitifs : les courants les plus forts ne déterminent aucune contraction et, sauf une sensation de chaleur plus ou moins intense, rien ne vient avertir les malades qu'ils sont sous l'influence du courant qui les traverse.

Plusieurs théories ont été émises pour expliquer ces faits en apparence paradoxaux.

a. M. d'Arsonval avait cru d'abord en trouver l'explication dans ce fait que les courants de haute tension, les courants statiques, par exemple, se portent à la surface des corps et n'atteignent pas leur profondeur. En effet, en plaçant le plan d'épreuve dans l'intérieur d'une sphère électrisée, on ne peut pas déceler la moindre trace d'électricité. Ce fait ne saurait s'appliquer aux courants de haute fréquence. En effet, il est possible de voir une lampe placée dans un tube rempli de liquide s'allumer lorsque le tube est soumis à l'influence des courants de haute fréquence.

b. Il est plus probable que l'explication suivante, due aussi au professeur d'Arsonval, est exacte. Chaque nerf, chaque organe sensitif est accordé pour un certain nombre

de vibrations. Le nerf optique répond aux oscillations
allant de 500 à 700 billions. Le nerf acoustique, au contraire, n'est impressionné que par des vibrations allant de
32 à 60.000. Quant aux nerfs moteur et de sensibilité
générale, ils ne paraissant pas être impressionnés par des
intermittences dépassant 10.000 vibrations par seconde.

4. Non seulement les nerfs et les muscles ne réagissent
pas, mais encore on observe des phénomènes d'anesthésie
et d'inhibition; les tissus deviennent rapidement moins
excitables. Les phénomènes d'anesthésie s'observent surtout sur les muqueuses. On peut par leur action faire cesser
les spasmes et calmer les douleurs. On connaît leur action
merveilleuse dans la fissure anale que l'on peut dilater et
guérir sans endormir le malade.

Il y a aussi inhibition du système vaso-moteur, d'où
l'abaissement de la tension artérielle, que l'on peut décce-
ler chez les animaux en prenant la pression dans la caro-
tide ou la fémorale, et chez les hommes par le sphygmo-
manomètre de Potain ou l'oscillomètre sphygmométrique
de Pachon. Il faut cependant agir prudemment, surtout si
on traite un neurasthénique excité, car des phénomènes
de vaso-constriction peuvent succéder aux phénomènes
de vaso-dilatation si la dose n'est pas exactement donnée.

L'action sur la pression sanguine peut être indirecte par
action sur le foie, les intestins (toxines alimentaires par
mauvais fonctionnement). La pression baisse d'une manière
continue grâce à l'apport moindre de toxines excito-motrices.

Les nerfs sensitifs, les nerfs moteurs et les muscles
peuvent cependant réagir : mais c'est lorsque le courant
se manifeste sous forme d'étincelles ou d'effluves nourris.
Les muscles peuvent alors se contracter et des phénomènes
douloureux plus ou moins aigus se manifester.

De plus les étincelles et les effluves peuvent déterminer
des effets réflexes plus ou moins manifestes. Les étincelles

appliquées sur la colonne vertébrale augmenteraient la pression du sang dans les artères, soit à cause du phénomène douleur, soit par action sur les filets vaso-moteurs sympathiques.

II. — Action sur la nutrition.

A. — *Action sur les nutritions locales.*

1. *Effet sur les vaso-moteurs.* Si la haute fréquence peut calmer les spasmes vaso-moteurs, elle peut aussi, lorsque le tonus est diminué, agir sur les vaso-moteurs pour les faire contracter.

Elle peut agir par l'étincelle, l'effluve bien nourri, l'application directe avec un fort courant au moyen de l'électrode nue, ou de l'électrode condensatrice. Il se produit des réactions locales qui peuvent agir favorablement sur les congestions, les inflammations, les œdèmes.

2. Il se produit, si le courant est assez intense, des phénomènes de *thermo-pénétration* qui peuvent agir, pour diminuer les congestions et produire tous les effets de la chaleur en application locale.

De plus, si la température est assez élevée, il peut y avoir action sur les microbes, surtout s'il y a des phénomènes fébriles : la température peut plus facilement s'élever au dessus de 40° par un apport même léger de courant de haute fréquence, et agir sur les microbes sensibles à la chaleur : par exemple le gonocoque. De là les effets si manifestes dans les prostatites d'origine blennorrhagique. Il vaut mieux dans ce cas faire de la diathermie avec le résonnateur d'Oudin.

3. Le courant peut agir sur *l'activité nutritive* des tissus, soit par suite de ces actions vaso-motrice, soit par thermo-pénétration, soit enfin par action spéciale du courant sur

les éléments des tissus et sur le système nerveux de la région. Il se produit une action trophonévrotique spéciale. Dans la fulguration, nous verrons que les courants de haute fréquence, possèdent la propriété de produire de l'hypergénèse fibreuse ; il y a activité augmentée dans la formation des tissus conjonctifs et remarquable rapidité de la réparation.

En plus de cette action électrique directe, il faut encore prendre en considération d'autres phénomènes physico-chimiques importants, dus à l'action surtout des étincelles, des effluves, de l'électrode condensatrice d'Oudin.

a. Il se produit une grande quantité de lumière extra-violette, qui a sur les tissus une action très nette.

b. Il se forme aussi une grande quantité d'ozone, qu'il est facile de sentir lorsqu'on fait des effluves.

c. Enfin M. Oudin a trouvé que l'étincelle de haute fréquence arrache de l'électrode des particules de métal qui pénètrent quelquefois très profondément non seulement dans l'épaisseur de l'épiderme, mais encore dans le derme. Ces particules métalliques agissent d'autant plus qu'elles sont probablement absorbées sous une forme colloïdale.

B. — *Action sur la nutrition générale.*

Ces effets se produisent surtout lorsque l'on se sert de l'autoconduction ou du lit condensateur. Les tissus vivants sont alors le siège de courants induits très énergiques et sont modifiés dans leur vitalité.

1. *Les échanges respiratoires sont augmentés.*

M. d'Arsonval place un animal dans un solénoïde parcouru par le courant de H. Fr. et il trouve une plus *grande proportion d'oxygène absorbé et d'acide carbonique éliminé.* En expérimentant sur lui-même, il a trouvé que la quantité de CO^2 éliminé passait en 1 heure de 17 à 37 litres.

Il en résulte un changement *dans le rythme respiratoire : la vitesse est accrue et l'amplitude des mouvements respiratoires augmentée d'une façon notable.*

Les expériences de Tripet et Guillaume montrent aussi que *l'activité de réduction de l'oxyhémoglobine,* surtout chez les malades à nutrition ralentie, *augmente.*

2. Action sur *la thermogénèse.* M. le professeur d'Arsonval a fait sur l'homme des expériences calorimétriques qui démontrent que les courants de haute fréquence augmentent la quantité de chaleur. MM. Bordier et Lecomte ont expérimenté sur le lapin et ont confirmé les expériences de M. d'Arsonval. Ils ont observé que l'action sur la thermogénèse est moins puissante avec le lit condensateur. La suractivité des échanges serait au contraire plus intense. M. Bonniot est arrivé aux mêmes résultats avec le lit condensateur.

Lorsque la température centrale est déficiente et que la chaleur résultant des diverses réactions chimiques est insuffisante pour une bonne nutrition cellulaire, la diathermie, comme l'a si bien démontré M. Bergonié, peut servir de ration d'appoint. Elle le fait d'abord d'une manière momentanée : plus tard cette excitation calorique régularise les fonctions générales de thermogénèse.

3. *Effet sur la sécrétion urinaire.*

a. Il y a augmentation de l'élimination des matières extractives, de l'azote total, de l'urée et des phosphates.

b. Le rapport de l'acide urique à l'urée tend à se rapprocher de l'état normal.

c. Enfin la toxicité urinaire est aussi augmentée ; ce qui prouve que l'élimination se fait mieux.

Cette action énergique sur la nutrition amène, si elle est prolongée, une appréciable diminution du poids de l'animal en expérience.

4. On a expérimenté l'action des courants de haute fréquence sur les microbes et les toxines. M. d'Arsonval et

M. Charrin ont essayé l'action de ces courants sur la toxine diphtérique et ont observé une atténuation remarquable dans la toxicité de cette toxine. Cette atténuation a même été observée sur des animaux chez lesquels on avait injecté de la toxine diphtérique et qui avaient été ensuite électrisés. Les mêmes auteurs ont expérimenté le bacille pyocyanique : le bacille ne meurt pas, mais présente une diminution marquée de sa fonction chromogène pendant le passage du courant. Des expériences analogues ont été faites sur le venin de la vipère (Phisalix). D'ailleurs les infections locales peuvent être modifiées, non plus directement, mais indirectement, en changeant la réceptivité du tissu atteint (modification des phénomènes vaso-moteurs, excitation de la phagocytose).

M. Marmier fait remarquer qu'il faut éviter soigneusement les causes d'erreur dues à l'élévation thermique qui, à elle seule, peut expliquer les effets observés.

III. — Quelles sont les maladies justiciables de la haute fréquence ?

A. *Maladies générales.*

L'action des courants de H. Fr. (grand solénoïde, lit condensateur) sur les phénomènes respiratoires, la thermogénèse et la sécrétion urinaire, démontre qu'un grand nombre de maladies dites par ralentissement de la nutrition peut être heureusement modifié, par exemple le diabète, la goutte, l'obésité. Dans le diabète le sucre ne disparait habituellement pas, mais l'état général est relevé, ce qui permet au malade de supporter plus facilement son sucre et d'attendre les bons effets de la médication employée.

L'emploi de ces courants donne d'excellents résultats dans l'artériosclérose.

a. Par suite de la grande quantité de chaleur absorbée, surtout dans le lit condensateur, il y a vaso-dilatation périphérique de la peau, vaso-dilatation qui n'est autre chose que la réaction de défense de l'organisme contre l'apport de chaleur en excès : il peut même y avoir de la sudation. De là, baisse de pression.

b. La haute fréquence agit sur *l'angio-spasme*. Elle supprime les spasmes artériels, si bien décrits par M. Huchard chez les artério-scléreux d'où nouvel abaissement de pression : l'obstacle périphérique est levé. On observe en même temps la diminution de la dyspnée d'effort, la diminution des vertiges.

c. On observe une action sur le foie, l'intestin et certaines secrétions internes qui sont modifiées, probablement par action vaso-motrice (suppression de l'angio-spasme, phénomènes de décongestion) Les fonctions de ces organes sont régularisées; le sang contient moins de toxines excito-motrices, et la pression artérielle peut en ressentir les bons effets.

d. Enfin il faut compter encore avec l'amélioration de l'état général, amenant une nutrition plus normale des organes (Effet sur les échanges respiratoires, la thermogénèse, la secrétion urinaire).

B. *Applications locales.*

Je ne signalerai que les principales applications.

1. La haute fréquence a été employée très efficacement en dermatologie; d'abord pour traiter les différentes sortes de prurit, l'eczéma et le lupus érythémateux, surtout au moyen de l'effluvation.

On a aussi traité avec succès les épithéliomas cutanés au moyen de l'étincelle de haute fréquence.

2. Toutes les névralgies et douleurs musculaires rhumatismales sont justiciables du courant de haute fréquence.

3. Tous les états congestifs aigus ou inflammatoires sont

traités avec fruit, surtout les prostatites aiguës, les métrites, les poussées aiguës d'hémorrhoïdes.

4. Les divers spasmes, en particulier les spasmes de l'urètre, les fissures anales (Doumer).

Dans ce dernier cas la guérison se produit d'une manière remarquablement rapide. La haute fréquence agit ici d'abord sur l'élément douleur, puis sur l'élément spasme; elle modifie les tissus au niveau de la fissure et en amène la cicatrisation rapide.

5. *Action sur les tumeurs.*

On peut agir par *fulguration* ou *thermo-pénétration*.

a. *Fulguration.*

La fulguration se fait remarquer par une grande activité de réparation, par la perfection de la cicatrice, un bourgeonnement abondant et un afflux énorme de leucocytes. Au début on croyait à une action directe sur la cellule cancéreuse, puis à un effet de sidération. On pense maintenant plutôt à une hypergénèse fibreuse due à la suractivité de formation du tissu conjonctif. Il y a processus de fibrose.

b. *Thermo-pénétration.*

Le courant de haute fréquence détermine par son passage une transformation calorique des ampères absorbés. Un lapin placé entre deux plaques peut être complètement cuit. Il n'y a pas d'effets électrolytiques, il y a simplement effet calorique. Il y a au début de l'hyperhémie, puis coagulation plus ou moins profonde, enfin calcination véritable.

Nous ne disons ici que quelques mots sur ces deux moyens de traiter les tumeurs; nous y reviendrons d'une manière plus approfondie quand nous nous occuperons des tumeurs de la vessie.

IV. — Électricité statique.

Je ne dirai que quelques mots sur la théorie de ces appareils. L'électricité, au lieu d'être formée par action chimique, par induction ou par décharge oscillante de condensateur, est produite par le frottement.

Prenons un *bâton de résine*. Si nous le frottons, on le voit se recouvrir *d'électricité négative*. Prenons maintenant un morceau *de verre* bien isolé. Nous le voyons se recouvrir au contraire *d'électricité positive*. De là la présence à l'état statique de deux sortes d'électricité : la positive et la négative.

Les corps chargés d'électricité positive ou d'électricité négative, sont soumis à certaines lois :

1° *Loi des attractions et des répulsions électriques : deux corps chargés d'une même espèce d'électricité se repoussent, tandis que deux corps chargés d'électricité de sens contraire s'attirent.*

2° *L'électricité s'accumule à la surface des corps et tend toujours à s'échapper par les pointes.*

L'électricité produite par le frottement peut être utilisée directement. C'est ainsi que fonctionnaient les premières machines électriques. Les machines d'Otto de Guericke se composaient d'une sphère ou d'un cylindre de matière isolante (soufre, résine, verre) que l'on faisait tourner en exerçant un frottement avec la main ou des coussins de cuir recouverts d'or mussif : l'électricité produite restait accumulée sur le corps frotté (fig. 22 A).

Mais il vaut mieux agir *par influence* sur un corps voisin. On admet que tout corps neutre présente réunies les deux sortes d'électricité positive et négative en quantité égale et à l'état d'équilibre.

Prenons une sphère métallique isolée et chargée d'électricité positive. Si nous approchons de cette sphère un cylindre isolé à l'état neutre, l'équilibre électrique de ce dernier sera détruit : l'électricité négative ira s'accumuler sur l'extrémité en rapport avec la sphère, tandis que l'électricité positive ira sur le bout le plus éloigné. Si l'extrémité en rapport avec la sphère se trouve garnie de pointes,

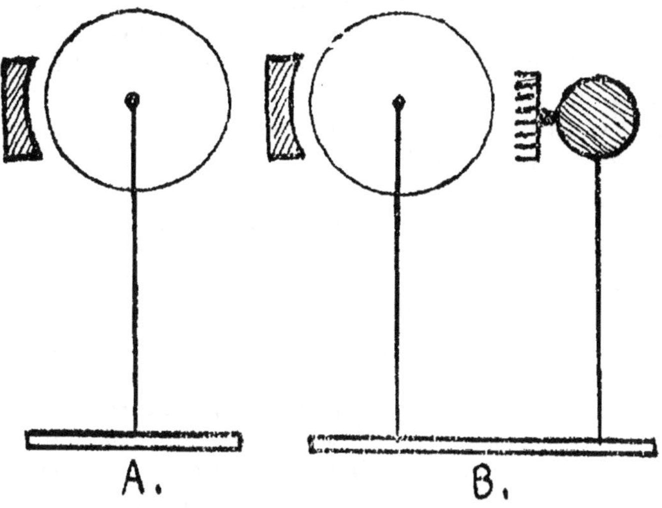

Fig. 22.

l'électricité négative tendra à s'échapper et ira neutraliser l'électricité de la sphère; à un moment donné elle disparaîtra et tout le cylindre se trouvera chargé d'électricité positive (fig. 22 B).

Dans la plupart des machines en usage un corps isolant (verre ou ébonite) est électrisé par frottement et l'électricité produite agit par influence sur un corps neutre voisin qui décharge sur lui son électricité de sens contraire au moyen de pointes. L'électricité de même sens reste sur le corps neutre et est ensuite utilisée.

La machine la plus employée de nos jours est la machine Whimshurst (fig. 23) dans laquelle deux plateaux, électrisés par frottement et tournant en sens inverse, agissent l'un sur l'autre par influence. L'électricité produite agit elle-même par influence sur deux collecteurs isolés qui se chargent l'un d'électricité positive, l'autre d'électricité négative par le mécanisme expliqué plus haut (action des pointes).

L'électricité produite est continue : elle a une tension très forte et une quantité très faible.

De quelle manière utilise-t-on l'électricité statique ?

Le malade est placé sur un tabouret isolé avec des pieds de verre et on le met en communication avec un des pôles de la machine. Il se trouve ainsi chargé d'électricité soit positive soit négative suivant le pôle qui est mis en communication avec lui. On peut se borner à cette application : c'est là le *bain statique simple.* Cette dénomination n'est pas tout à fait exacte car l'électricité du malade se décharge dans l'air surtout par les cheveux : de sorte que le malade est soumis à un courant de haute tension.

L'autre pôle peut être en communication avec un électrode isolé terminé soit par une pointe, soit par une boule, soit par une série de petites pointes. En approchant cet électrode du malade on produit soit des étincelles (boule), soit des aigrettes (pointe), soit du souffle et des effluves (série de pointes, araignée).

Quelle est l'action de l'électricité statique ?

Les courants statiques se rapprochent des courants de haute fréquence en ce qu'ils sont tous deux des courants de haute tension.

Ils en diffèrent en ce que :

1. Les courants statiques sont toujours de même sens, tandis que les courants de haute fréquence sont alternatifs. Ils sont donc capables d'une certaine électrolyse dont l'intensité varie avec l'intensité même du courant.

2. La quantité est toujours minime avec les courants statiques; si elle était forte on aurait les effets de la

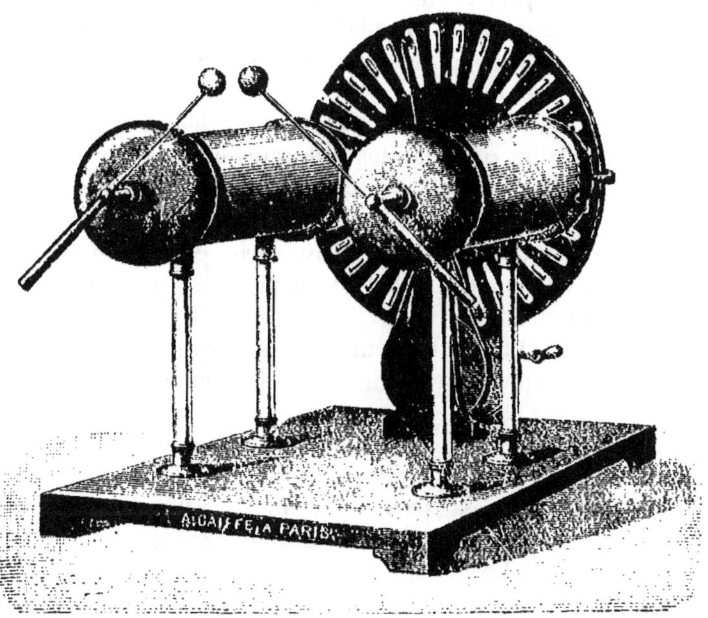

Fig. 23.

foudre. Au contraire les courants de haute fréquence peuvent être très forts et l'intensité peut se chiffrer par ampères.

3. Les courants statiques sont continus tandis que les courants de haute fréquence, ainsi que leur nom l'indique, sont formés d'une quantité considérable d'ondes.

4. Comme action sur l'état général, ils ont à peu près la même action. Seulement la tension artérielle paraît augmentée avec le bain statique, tandis qu'elle est abaissée avec la haute fréquence.

J'insisterai surtout sur l'action du bain statique et des étincelles.

1. *Bain statique.* Le bain statique produit :

1° Des modifications circulatoires. On voit en effet la tension artérielle devenir plus élevée et le pouls battre plus fréquemment.

2° La température périphérique s'élève légèrement.

3° La sécrétion des glandes sudorales s'exagère.

4° La nutrition se fait beaucoup mieux. On trouve en effet que l'oxygène absorbé et l'acide carbonique éliminé augmentent notablement. L'urine varie peu comme volume, mais on remarque que le coefficient d'oxydation se trouve augmenté.

Le chiffre de l'urée augmente par rapport à l'azote total, ce qui prouve que les combustions internes ont été modifiées.

5° Les fonctions digestives sont stimulées, l'appétit est meilleur et les digestions plus faciles.

6° Le sommeil est particulièrement influencé et des insomnies souvent rebelles cèdent assez facilement. Il faut à ce point de vue distinguer deux sortes de neurasthéniques : les neurasthéniques à pression élevée et les neurasthéniques à pression basse. Ces derniers seuls sont favorablement influencés, car leur pression est relevée.

L'action du bain statique est de beaucoup aidée par la production *du vent* et du *souffle électrique.*

Comment agit le bain statique ?

L'électricité n'a pas besoin, pour agir, de produire de phénomènes subjectifs très grands ; un courant galvanique très faible, appliqué sur le nerf sciatique d'une grenouille peut ne produire aucun effet apparent de douleur ou de contraction et cependant un galvanomètre très sensible peut déceler des variations thermo-électriques dans le muscle correspondant.

Nous avons vu que, comme l'a démontré M. d'Arsonval, les courants sinusoïdaux à périodes excessivement courtes ou très longues n'étaient pas perçus, mais agissaient d'une manière efficace sur la nutrition. Il en est de même des courants de haute fréquence. M. Berthelot a démontré que beaucoup de réactions, en chimie organique, se produisaient si une énergie même très faible intervenait pour mettre en jeu les affinités chimiques; et les réactions, une fois commencées, se poursuivaient.

L'électricité statique peut donc agir, même à doses faibles, et on peut observer avec elle tous les effets décrits par Remack sous le nom d'effets *catalytiques*.

Remack avait donné ce nom aux modifications persistantes de la structure moléculaire et de la nutrition survenant après l'électrisation.

Quant aux étincelles, elles agissent de deux façons :

1. Elles ont d'abord une action locale soit sur la sensibilité générale, soit sur la contraction, soit sur les vaso-moteurs cutanés.

2. Mais, à part cette action locale, les étincelles ont une action excitante retentissant au loin et amènent par action réflexe la modification d'organes éloignés. Il se produit des phénomènes vaso-moteurs profonds pouvant agir sur les organes pour les décongestionner.

M. François Franck a bien décrit les effets des excitations nerveuses périphériques, qui produisent en général une vaso-constriction des organes profonds et une vaso-dilatation compensatrice des extrémités des membres et de la surface cutanée. La légère excitation cutanée du bain statique peut aussi produire cette action : d'où la consta-

tation de l'augmentation de pression, de l'augmentation de la fréquence du pouls et l'exagération de la sueur.

Les effluves agissent moins que les étincelles mais plus fortement que le bain : habituellement on donne en même temps que le bain statique du souffle et de légers effluves.

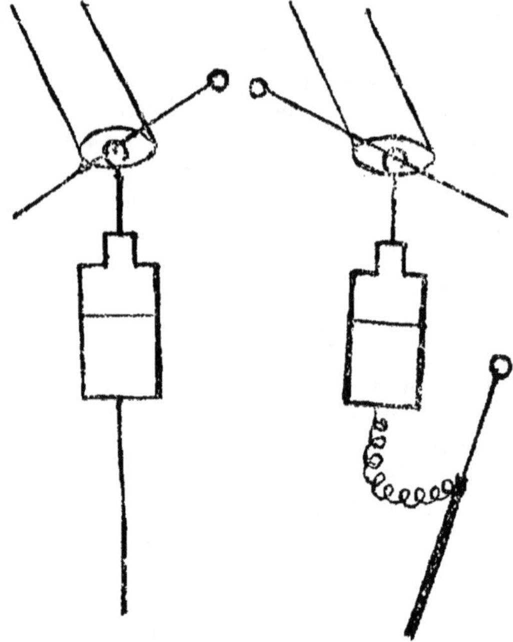

Fig. 24.

Je dirai en terminant quelques mots sur les *courants de Morton*. Comme les courants de haute fréquence, ces courants utilisent la décharge des condensateurs. La source électrique est fournie par la machine statique, spécialement la machine de Wimshurst.

Les armatures internes de deux condensateurs sont mises en communication avec les deux pôles d'une machine statique. Une des armatures externes est mise en communication avec le sol ; l'autre armature est mise en relation avec la partie du corps du malade que l'on veut traiter. Le malade ne doit pas être isolé. On rapproche alors les deux pôles de la machine et aussitôt que l'étincelle éclate le malade reçoit une commotion. Il va sans dire que la capacité du condensateur doit être réglée en conséquence (fig. 24).

L'effet moteur est remarquable par sa profondeur, sa puissance et le peu de douleur qu'il produit. Il agit avec autant d'énergie sur les muscles lisses que sur les muscles striés. Nous verrons plus loin son application dans l'incontinence nocturne d'urine.

II. ÉLECTROTHÉRAPEUTIQUE
UROLOGIQUE

Nous venons d'étudier les notions de physique indispensables à connaître pour appliquer avec fruit le courant électrique dans les maladies des voies génito-urinaires.

Nous allons maintenant passer en revue ces différentes maladies et nous étudierons dans quels cas et de quelle manière l'électricité doit être appliquée.

Il existe deux catégories bien distinctes d'affections des voies génito-urinaires : 1° Les unes rentrent dans la classe des malades si bien étudiés par M. le professeur Guyon sous le nom de faux urinaires. « Les chirurgiens sont « maintes fois consultés pour des malades n'offrant à au- « cun degré une lésion appréciable de l'appareil urinaire et « qui cependant se plaignent avec persistance de troubles « de la miction. Dès le début de ma pratique, j'ai été « frappé de ce contraste entre l'état fonctionnel et l'état « anatomique. J'ai dû faire une classe à part de ces sujets « qui viennent, presque toujours à tort, réclamer le secours « de la chirurgie. N'ayant pas besoin d'elle, ils peuvent « avoir à regretter d'y avoir été soumis. Aussi les ai-je « désignés sous la dénomination de faux urinaires. »

2° Les autres dépendent d'un trouble local et les symptômes observés tiennent à la lésion elle-même de l'organe (cystites, prostatites, rétrécissement de l'urètre).

Un exemple tiré du symptôme douleur fera bien comprendre le bien établi de cette distinction. La vessie peut être le siège de douleurs plus ou moins vives. Les unes, celles qui dépendent exclusivement du système nerveux, prennent le nom de *névralgies vésicales*. Les autres, dues à une lésion locale, porteront le nom de *cystalgies*. Il en est de même pour les symptômes d'impotence vésicale. Les uns constituent de véritables paralysies et seront d'origine médullaire, comme dans le cas de myélite. Les autres reconnaîtront une origine locale, comme dans le cas de rétention d'origine prostatique.

Dans une première partie nous nous occuperons des maladies des organes génito-urinaires dépendant d'une affection nerveuse. Dans une deuxième partie nous étudierons les maladies tenant à une lésion de l'organe lui-même.

A. — Troubles fonctionnels d'origine nerveuse

1. Quels sont les rapports qu'affecte le système nerveux avec le système génito-urinaire?

a. *Rapports physiologiques*[1]. Le système génito-urinaire est relié au système nerveux par deux sortes de cordons.

Les uns appartiennent au *Sympathique*, les autres font partie du *Système nerveux cérébro-médullaire*. Chez

---

1. D. Courtade et J. F. Guyon. Contributions à l'innervation motrice de la vessie. *Arch. de Physiologie*. Juillet 1896.

l'homme, les connexions nerveuses du plexus vésico-prostatique avec le système nerveux sont multiples et disséminées, et, même s'il était possible de faire des expériences, leur déterminisme serait très malaisé à régler.

Il n'en est pas de même chez certains animaux, comme le chien, par exemple. Chez cet animal les origines nerveuses sont réduites à 4 nerfs, *deux d'origine médullaire*, *deux d'origine sympathique*.

1. La presque totalité des *nerfs d'origine sympathique* provient d'un ganglion ayant reçu le nom de *ganglion mésentérique inférieur*. Ce ganglion, situé sur le trajet de l'artère mésentérique inférieure, est unique et reçoit ses *branches afférentes* des 2, 3, 4, et quelquefois 5 nerfs lombaires. *Les branches terminales* sont :

1° à droite, le *nerf mésentérique inférieur* qui suit le trajet de l'artère mésentérique inférieure, et va se distribuer à la partie moyenne du gros intestin.

2° Inférieurement, ce ganglion donne naissance à deux filets nerveux, *appelés nerfs hypogastriques* ou rênes de la vessie. Ces nerfs vont se terminer dans le *plexus hypogastrique* dont le plexus vésical fait partie.

On peut exciter les nerfs soit sur leur trajet, ou bien les sectionner et exciter les bouts périphériques et les bouts centraux.

L'excitation du nerf entier donne des résultats trop complexes. Il vaut mieux exciter les extrémités du nerf sectionné.

Nous ne nous occuperons pas de l'excitation du nerf mésentérique inférieur mais seulement des réactions fournies par l'excitation du *nerf hypogastrique*.

a. Si on excite, avec un courant faradique *son bout périphérique*, on observe une contraction des fibres circulaires de la vessie, *surtout abondantes au niveau du col*; on n'observe *pas de phénomènes sensitifs*.

b. Il n'en est pas de même si on excite le bout central,

relié au ganglion. Si l'on a déjà sectionné l'autre hypogastrique pour éviter les effets réflexes, on n'observe du côté de la vessie aucun phénomène moteur, mais l'animal manifeste tous les signes d'une excitation sensitive.

2. Les nerfs *provenant de la moelle* partant des 2ᵉ, 3ᵉ, *4ᵉ paires sacrées.* Ils se réunissent de chaque côté en un tronc appelé par Eckard, *érecteur sacré*, parce qu'il tient aussi sous sa dépendance les phénomènes de l'érection. Ils se terminent comme les nerfs hypogastriques dans le plexus hypogastrique.

On trouve quelquefois deux filets nerveux : l'inférieur paraît se distribuer plutôt au plexus prostatique qui, comme le plexus vésical, fait partie du plexus hypogastrique.

Si on vient à sectionner le nerf érecteur sacré et que l'on excite son bout central, on n'observe que peu de phénomènes douloureux. Il y a en effet une grande différence au point de vue sensitif entre les 2 nerfs hypogastrique et érecteur sacré.

Si on excite son *bout périphérique*, on voit une contraction très nette et très brusque de tout le corps de la vessie qui, chez le chien est formé en grande partie de fibres longitudinales.

On voit donc que, s'il y a une différence au point de vue sensitif entre les bouts centraux des nerfs hypogastrique et érecteur sacré, il existe une différence non moins grande entre l'excitation des deux bouts périphériques. Tandis que l'hypogastrique innerve les fibres circulaires et le sphincter lisse de la vessie, l'érecteur sacré au contraire innerve surtout les muscles du corps vésical. Le nerf hypogastrique a pour fonction de fermer la vessie, et l'érecteur sacré celle d'évacuer le contenu qu'elle renferme.

Le plexus hypogastrique, qui va se distribuer à la couche muqueuse et musculaire de la vessie et de la prostate, innerve aussi le rectum et les voies génitales.

De sorte que ces 3 sortes d'organes possèdent la même innervation sensitive et motrice.

Ces différents nerfs vont se mettre en relation avec les centres cérébro-médullaires. Le centre vésico-spinal se trouve, d'après Gianuzzi, au niveau du renflement lombaire. Indépendamment de ce centre, il existe un centre cérébral qui agit dans certains actes physiologiques demandant l'intervention de notre volonté, comme dans la miction, la défécation, l'érection.

Il existe enfin un centre *sympathique périphérique*, formé par le ganglion mésentérique chez le chien. Ce centre peut servir de centre réflexe et peut agir en dehors des centres cérébro-spinaux[1]. Nous l'étudierons plus loin en instituant le traitement électrique des paralysies vésicales dues à une affection des centres nerveux.

b. *Rapports pathologiques.* — Les uns sont de nature organique. On a alors affaire à une myélite, à une compression médullaire, à une affection cérébrale. Les autres tiennent à un trouble simplement dynamique, comme chez les hystériques et surtout les neurasthéniques. Les troubles observés chez ces derniers sont très fréquents. Il peut n'y avoir aucune altération anatomique; mais le plus souvent on trouve des traces d'affections anciennes guéries ou bien des lésions minimes. M. le professeur Albarran croit que presque toujours on trouve chez les névropathes urinaires une altération anatomique dont le malade exagère les symptômes et il est nécessaire de toujours rechercher activement « pourquoi le malade. tout névropathe qu'il est, se plaint plutôt de sa vessie ou de son urètre, que de ses oreilles ou de son estomac ». Il existe en effet chez ces malades un contraste frappant entre l'état fonctionnel et l'état anatomique.

---

1. D. Courtade et J. F. Guyon. Fonction réflexe du ganglion mésentérique inférieur. *Société de Biologie*, 1897.

2. Troubles sensitifs[1].

Ces troubles, consistant le plus souvent en névralgies, rarement en anesthésies, sont très fréquents. On les observe dans un grand nombre de maladies de la moelle et dans les névroses, en particulier la neurasthénie.

La pathogénie de la douleur dans les maladies organiques est facile à expliquer. Il n'en est pas de même dans les névroses, surtout la neurasthénie. Aussi convient-il d'étudier en peu de mots les phénomènes sensitifs se produisant dans cette dernière maladie. Les bases du traitement électrique seront ainsi plus faciles à bien établir.

Deux des principaux stigmates de la neurasthénie sont représentés par la céphalée et la rachialgie. On observe, en outre, d'autres phénomènes douloureux soit dans le domaine de la vie organique, soit dans le domaine de la vie animale. Les premiers sont pour nous les plus importants; dans le domaine des voies génito-urinaires, ils occupent le rein, la vessie, l'urètre, le testicule, l'ovaire, l'utérus.

Les troubles sensitifs ont très souvent pour point de départ des modifications dans l'état de cœnesthésie physiologique des organes innervés par le sympathique. A l'état normal le sentiment intime du fonctionnement de nos organes est très vague. Toutes les fonctions de la vie organique se font dans un silence sensitif presque complet : notre cœur bat, notre estomac fonctionne sans que nous nous en apercevions. Il n'en est pas de même chez les neurasthéniques. Le fonctionnement des divers organes

1. D. Courtade. *a)* Traitement des névralgies de l'appareil génito-urinaire par les courants de haute fréquence. *Associat. franç. d'urologie*, 1897. *b)* Des névralgies génito-urinaires et de leur traitement par l'électricité. *Annales d'électrobiologie et de radiologie*, 1910.

est souvent perçu et fait naître des impressions vagues quelquefois très pénibles, parce que les nerfs de la vie organique sont le siège d'une hyperesthésie plus ou moins accusée.

De la simple hyperesthésie à la névralgie il n'y a qu'un pas, et ce pas est rapidement franchi lorsque la moindre lésion vient à atteindre l'organe. Les névralgies sont d'autant plus vives et persistantes que les sujets sont à hérédité nerveuse plus chargée.

Les névralgies que nous aurons à traiter occupent soit les nerfs de la vie organique, soit les nerfs de la vie animale. Du côté des voies urinaires on les décrit sous le nom de névralgie rénale, urétérale, vésicale, urétrale, prostatique. Du côté des voies génitales nous nous occuperons des névralgies du gland et du testicule chez l'homme et des névralgies clitoridienne, vaginale, utérine et ovarienne chez la femme.

Traitement électrique des névralgies en général.

Avant d'entrer dans le sujet, je crois utile de vous exposer en peu de mots quels sont les principes qui doivent guider le praticien dans le traitement électrique des névralgies en général.

1° Le traitement pourra d'abord s'adresser *à l'état général*. On se servira soit des bains statiques, avec ou sans effluves appliqués le long de la colonne vertébrale ; soit des courants de haute fréquence (grande cage d'auto-conduction, ou plutôt lit condensateur). Ces courants activent puissamment la nutrition et aideront beaucoup le traitement local.

2° Ce dernier consistera dans l'emploi des courants galvaniques et faradiques, et des courants de haute fréquence.

A. Les courants galvaniques seront appliqués de deux façons différentes. On pourra, en effet, utiliser l'action dynamique de l'électricité elle-même ou bien les phénomènes électrolytiques qu'elle provoque.

a. Lorsqu'on recherche simplement l'action dynamique du courant, on se sert toujours du pôle positif appliqué sur l'organe malade. Les électrodes doivent être larges et bien humectées. L'intensité du courant doit être forte et calculée d'après la surface des électrodes. Il faut prendre en général dans les environs de un demi milliampère par centimètre carré d'électrode active, c'est-à-dire placée sur l'organe malade. L'autre électrode sera aussi grande que possible et on la placera sur la partie du corps (dos, abdomen), que l'on jugera le plus commode. Ainsi, par exemple, si vous traitez une névralgie testiculaire, vous mettrez une grande plaque sur la région dorso-lombaire, reliée au pôle négatif. Comme électrode active vous prendrez un gâteau d'ouate hydrophile bien humectée que vous placerez tout autour du scrotum et que vous relierez au pôle positif. Si la surface de cette électrode active est de 100 centimètres, vous pouvez employer un courant de 40 à 50 milliampères. Il faudra nécessairement aller graduellement et commencer par 10 à 15 milliampères pour arriver petit à petit à l'intensité voulue.

Pourquoi prend-on le pôle positif de préférence au pôle négatif?

Nous avons vu que des expériences physiologiques avaient démontré que lorsque le pôle négatif est sur le nerf son excitabilité est augmentée : il se produit ce que Dubois-Reymond a appelé un *cathelectrotonus*. Au contraire, lorsque le pôle positif est sur le nerf, on observe une diminution de son excitabilité : le nerf est en état d'*ane-lectrotonus*.

Vous devez toujours commencer par un courant facilement supportable et n'atteindre l'intensité voulue qu'au bout d'un certain temps, car il ne faut jamais que les douleurs soient exaspérées pendant la séance. On doit, surtout lorsqu'on traite une névralgie, faire passer le courant d'une manière égale sur toute la surface cutanée recouverte : il faut pour cela que l'électrode soit bien exactement appliquée afin que la densité du courant soit égale sur tous les points d'application. On y arrivera en mettant entre le métal de l'électrode et la peau, soit un gâteau d'ouate très épais, soit 7 à 8 doubles d'un tissu hydrophile.

Les séances doivent être longues (vingt minutes à une demi-heure). Si le courant supporté est très faible, on pourra prolonger plus longtemps la séance. Dans tous les cas, il faudra soulever de temps en temps les électrodes pour voir si, par hasard, il ne se produit pas d'escarres. Si l'organe est profond, par exemple dans les névralgies ovariennes, il faut une électrode aussi large que possible, de manière à ce que les lignes de force du courant puissent pénétrer dans l'organe avec une intensité suffisante.

L'électrisation des organes internes demande des électrodes appropriées que nous décrirons avec chaque névralgie. On peut, dans certains cas associer le courant faradique au courant galvanique (*courants de Watteville*) : il faudra alors employer la bobine à gros fil, des intermittences très lentes et une très faible quantité de courant galvanique.

b. Au lieu d'utiliser l'action simplement dynamique de l'électricité, on pourra se servir de son action électrolytique pour obtenir la pénétration de certains médicaments. L'ionisation est plus efficace que les simples topiques locaux, surtout si l'on a affaire à une muqueuse, comme la muqueuse urétro-vésicale. Les topiques locaux, soit calmants, soit antiseptiques, ne dépassent pas (surtout pour la vessie qui absorbe très peu) la couche superficielle de l'épiderme. Les médicaments ionisés atteignent la couche sous-épithéliale et pénétreraient même plus loin s'ils n'étaient absorbés par les vaisseaux. Le plus souvent dans le cas de névralgie, on ionise le salicylate de soude. Il faut alors fixer l'électrode active au pôle négatif.

B. En dehors du courant galvanique, il existe un autre procédé très efficace pour traiter les névralgies. Je veux parler des *courants de haute fréquence.*

Nous avons vu que ces courants agissaient pour relever l'état général et pour régulariser les phénomènes nutritifs. Ils agissent aussi localement :

1º Par suite de leur action sur les phénomènes congestifs qui sont souvent une cause de douleur chez les neurasthéniques. En effet, chez ces malades, les phénomènes de cœnesthésie physiologique sont souvent troublés et une simple congestion peut les transformer en phénomènes douloureux.

De plus, l'état psychique particulier de ces malades intervenant le plus souvent, il peut se produire des névralgies très intenses et très tenaces. La haute fréquence agit sur la congestion soit directement, par excitation des vaso-constricteurs, soit par voie réflexe.

2º Ces courants agissent encore par leur action anesthésique bien connue sur les muqueuses. L'action analgésique n'est pas seulement un phénomène de surface, mais s'étend aussi sur les parties profondes.

3º Enfin on connaît l'action de ces courants sur les spasmes. Ces derniers, surtout dans les névralgies urétro-vésicales, jouent un rôle quelquefois très important, et sont supprimés par la haute fréquence.

Nous décrirons avec chaque organe le mode d'application de ces courants.

Dans certains cas, que nous indiquerons avec les diverses névralgies, on peut agir sur l'organe malade par voie réflexe en faisant de la révulsion cutanée. Il faut pour cela se servir du courant faradique provenant de la bobine à fil fin. Les intermittences seront rapides et on emploiera le pinceau de Duchenne comme électrode active. Il faut que, au niveau du point d'application, la peau soit bien desséchée par de la poudre d'amidon ou de la poudre de lycopode. On peut aussi se servir de vaseline. Toute la densité du courant est alors condensée au niveau des pointes métalliques du pinceau. Le courant sera très doux au début et ira ensuite en augmentant. Si le malade est trop impressionnable, on pourra se servir de la main électrique de Duchenne, qui consiste à faire passer le courant faradique en se servant de la main comme élec-trode.

On peut aussi employer les étincelles ou l'effluvation énergique soit statique, soit de haute fréquence. L'électricité n'agit pas de cette façon d'une manière directe sur le nerf ou l'organe malade : elle agit d'une manière réflexe pour modifier soit la nutrition du nerf, soit la congestion de l'organe souffrant.

L'influence réflexe des révulsions cutanées a été mise hors de doute par les expériences de MM. Onanof et Raymond, et par les expériences du professeur François Franck.

α. — *Névralgie rénale*[1].

On tend de plus en plus à admettre que les cas de névralgie rénale essentielle, sans lésion organique, sont de plus en plus restreints et en dehors des cas où un

[1]. D. Courtade. Article névralgie rénale, dans *Encyclopédie française d'urologie*, 1914.

cancer, une tuberculose, des calculs, la pyélonéphrite peuvent produire des néphralgies, la néphrite et surtout la périnéphrite, peut hautement revendiquer un grand nombre de reins paraissant atteints de névralgies sans lésions bien déterminées cliniquement.

Cependant il ne faudrait pas exagérer et nier complètement la névralgie rénale. Une petite lésion de néphrite ou de périnéphrite est incapable par elle-même de produire dans le rein des réactions douloureuses violentes si le sujet lui-même n'est pas prédisposé. Il existe de véritables névralgies rénales, très rarement idiopathiques, si tant est qu'elles existent. mais du moins ne s'accompagnant pas de lésions marquées de l'organe. Les observations de Maurice Raynaud, Péan. Legueu et Noguès en font foi. Le rhumatisme, la goutte, le paludisme, peuvent aussi s'accompagner de névralgies le plus souvent par congestion rénale ou consécutive à une irritation du rein causée par des éliminations abondantes d'acide urique, de cristaux d'oxalates ou de toxines. La néphrite, si souvent incriminée, peut certainement survenir plus tard, et produire des douleurs, surtout s'il s'agit de néphrites sclérosantes, mais elle n'est pas la première cause de la douleur : elle ne fait elle-même que succéder aux nombreuses congestions ou irritations produites par l'élimination. Au début la névralgie peut se produire en dehors de toute néphrite et elle est alors parfaitement curable soit après un traitement médical approprié, soit après un traitement électrique. La névralgie durera certainement plus longtemps si le sujet est neurasthénique.

L'existence de la névralgie rénale étant ainsi démontrée voyons dans quels cas on peut la rencontrer.

On peut la voir se produire : 1. Dans *les lésions organiques du système nerveux*, comme dans les myélites transverses syphilitiques et surtout dans l'ataxie locomotrice (observations de Maurice Raynaud, Legueu et Noguès).

2. Il peut ne pas y avoir lésion organique du système nerveux. Les névralgies sont alors d'origine dynamique, comme dans les névroses. L'épilepsie s'accompagne rarement de névralgie rénale. Cette dernière est plus fréquente dans l'hystérie et surtout dans la neurasthénie.

Dans cette dernière névrose la névralgie peut être provoquée de trois façons différentes.

a. Ou bien on a affaire à des névralgies essentielles, absolument idiopathiques. Ces névralgies sont très rares. On peut cependant, chez les névropathes héréditaires dégénérés, observer des névralgies très tenaces, pouvant prendre le plexus rénal comme localisation. Le professeur Legueu en rapporte un exemple très net.

b. La névralgie peut être symptomatique d'une *lésion très légère*, mais qui détermine chez ces sujets des réactions hors de proportion avec la lésion : nous étudierons plus loin leur pathogénie, surtout dans le rein mobile.

c. Elle peut enfin être de *nature réflexe*. M. le professeur Legueu en a fait une très bonne étude dans son travail sur les névralgies rénales.

1. De même que les affections du rein peuvent déterminer par réflexe réno-vésical des névralgies de la vessie (Hartmann, Guyon, Legueu), de même on peut observer un réflexe *vésico-rénal*. Morris rapporte trois observations où des pierres vésicales volumineuses avaient fait croire à une affection du rein. M. Legueu en rapporte aussi un exemple.

2. M. le professeur Guyon a insisté sur le *réflexe réno-rénal* et un calcul du rein droit peut déterminer une névralgie du côté opposé. Ce fait s'observe d'ailleurs dans d'autres affections, et on peut voir un point pleurétique apparaître à droite alors que l'épanchement est à gauche.

3. Le réflexe peut partir d'organes plus ou moins éloignés, abcès de la prostate (Morris), abcès entre la vessie et le rectum (Murchison).

Aux névralgies rénales d'origine neurasthénique se rattachent un grand nombre de phénomènes douloureux se produisant dans le rein flottant[1].

Le déplacement de cet organe peut produire des phénomènes douloureux de différentes façons.

1° On peut observer de véritables douleurs qui ne sauraient rentrer dans le cadre des névralgies rénales, lorsqu'il y a coudure de l'uretère et rétention rénale passagère.

2° Il peut se produire des douleurs par congestion rénale. Le point de départ de ces congestions peut être dû à des phénomènes de néphrite et de périnéphrite plus ou moins étendus qui, ainsi que l'on démontré Albarran et Ertzbitschoff, atteignent si souvent le rein mobile.

La congestion peut être passive et due à des compressions veineuses. Les congestions douloureuses se produisent beaucoup plus facilement chez la femme soit pendant la grossesse, soit au moment des époques menstruelles.

3° La douleur peut être due à *un tiraillement des filets nerveux* du rein, quelquefois compliqué de phénomènes névritiques.

4° Enfin le rein flottant, lorsque le sujet est neurasthénique, peut devenir le point de départ d'une névralgie rénale véritable.

Traitement électrique. — Le traitement électrique réussira surtout chez les neurasthéniques, lorsque la névralgie est venue se greffer sur une lésion légère, et incapable par elle-même de produire des phénomènes douloureux. Le rein mobile est aussi une des causes de névralgies le plus justiciables du traitement électrique, lorsque le rein sera devenu douloureux, non par suite de complications (né-

[1]. D. Courtade. Des névralgies rénales consécutives au rein flottant et de leur traitement par l'électricité. *Société fr. d'électrothérapie* 1910.

phrite, coudure de l'uretère), mais à l'occasion du déplacement.

On pourra employer : 1° Les courants faradiques ; 2° Les courants galvaniques ; 3° Les courants de haute fréquence.

1. *L'électricité faradique* doit ici agir comme révulsif, dans les cas de névralgie rénale d'origine neurasthénique ou hystérique. Il ne faut pas chercher à faire contracter les muscles, mais bien irriter la peau de manière à produire un réflexe allant décongestionner l'organe malade. L'application se fera sur la région rénale postérieure. La peau sera rendue très sèche au moyen de poudre de lycopode dont on frottera la région ; on se servira du courant faradique de la bobine à fil fin et du pinceau électrique de Duchenne. Le courant sera assez intense pour produire de petites étincelles et les intermittences seront le plus rapide possible. On commencera par un courant très faible que l'on augmentera progressivement. J'ai obtenu de très bons résultats dans la faradisation ainsi pratiquée de la région médullaire chez des ataxiques atteints de douleurs fulgurantes et cette méthode pourrait être employée si des crises tabétiques rénales survenaient chez ces malades.

2. Dans le cas d'application *de courants galvaniques*, on mettra une grande plaque au niveau des origines du splanchnique : ces origines remontent très haut, et il faudra placer cette électrode au niveau de la partie inférieure du cou et supérieure du thorax au niveau des origines du splanchnique. L'électrode active sera reliée au pôle positif et placée au niveau de la région rénale. Vous savez que l'on prend ce pôle parce que, en produisant un anélectrotonus, on détermine une sédation des troubles nerveux.

L'électrode consistera en une plaque métallique de 80 à 100 centimètres carrés, recouverte d'une épaisse couche d'ouate et placée au niveau de la région douloureuse.

L'intensité devra être de un demi-milliampère par centimètre carré d'électrode active. On se réglera d'ailleurs sur la sensibilité du malade. Les séances dureront au moins de vingt minutes à une demi-heure.

On pourra appliquer le courant galvanique seul ou bien lui associer le courant faradique sous forme de courant de Watteville. Il faudra, dans ce cas, prendre la bobine à gros fil, des intermittences lentes et une intensité modérée.

Si, au lieu d'utiliser l'effet dynamique de l'électricité on veut employer ses propriétés électrolytiques, il faudra faire de l'ionisation salicylée.

On place une grande plaque (pôle indifférent) au niveau des origines du splanchnique (partie inférieure du cou et supérieure du thorax). L'électrode active sera placée au niveau de la région rénale antérolatérale. On imbibera cette électrode, reliée au pôle négatif, avec une solution de salicylate de soude à 3 ou 5 pour cent. L'électrode aura une dimension d'environ 80 à 100 centimètres carrés et l'intensité sera de un demi-milliampère par centimètre carré d'électrode. On se réglera d'ailleurs sur la sensibilité du malade. Les séances dureront de vingt minutes à une demi-heure tous les jours, puis trois fois par semaine, le traitement réussira surtout lorsqu'on aura affaire à un rein mobile douloureux chez un neurasthénique.

Les applications de *haute fréquence* seront d'un grand secours. On peut faire des effluves au niveau de la région rénale et dans certains cas tirer des étincelles le long de la colonne vertébrale : les étincelles agissent par irritation réflexe. On excite alors surtout les terminaisons nerveuses cutanées et on provoque un réflexe sensitif allant impressionner les centres et déterminer la décongestion de l'organe douloureux. L'influence réflexe des excitations cutanées a été bien mise en lumière par les expériences de M. François Franck et les expériences de MM. Raymond et Onanoff.

Dans un cas de névralgie rénale liée à un rein mobile peu déplacé cependant et chez une malade neurasthénique, j'ai obtenu un excellent résultat en mettant la malade sur le lit condensateur.

L'extrémité inférieure du gros fil du résonnateur d'Oudin était mise en communication avec le lit et l'extrémité supérieure du petit fil était reliée avec une électrode de 100 centimètres carrés, humide et appliquée sur la région rénale antérieure. Le courant était réglé de manière à avoir, en touchant la malade, une étincelle de 3 centimètres de longueur. L'intensité était de 150 à 200 milliampères.

Sous l'influence de ce traitement, non seulement les douleurs cessèrent, mais encore l'état neurasthénique s'améliora considérablement. Les séances avaient lieu trois fois par semaine, d'une durée de dix minutes et pendant deux mois et demi. Je dirai, en passant, que chez cette malade la douleur était si forte qu'un chirurgien avait conseillé la fixation du rein. La guérison s'est maintenue depuis ce moment (11 ans).

Dans les cas de névralgie rénale chez les neurasthéniques, la haute fréquence a une réelle efficacité : elle a d'abord une action générale qui agit puissamment sur la neurasthénie elle-même et donne à la malade moins de réceptivité pour la douleur. Elle a ensuite une action locale sur la douleur en modifiant les phénomènes de congestion. Si le courant est intense la haute fréquence peut agir par diathermie.

Après avoir étudié les névralgies du rein, nous devons dire quelques mots des *névralgies de l'uretère*. Les symptômes qui caractérisent ces névralgies se confondent avec ceux de la colique néphrétique. Le plus souvent la cause provient d'un calcul qui est arrêté en marche en déchirant les parois du conduit. Cependant le spasme de l'uretère pourrait soit par lui-même, en produisant une contracture douloureuse, soit en arrêtant le cours de l'urine, produire la douleur. M. Féré est de cet avis. Je pense aussi que certaines coliques néphrétiques observées chez les hystériques reconnaissent dans certains cas pour cause un spasme de l'uretère. Les crises tabétiques peuvent aussi prendre l'uretère pour localisation. Il convient cependant d'être très réservé sur ces névralgies idiopathiques de l'uretère : elles seraient d'ailleurs excessivement rares dans la neurasthénie. Les courants de haute fréquence seront ici surtout indiqués.

b. — *Névralgie vésicale*[1].

La névralgie vésicale est caractérisée par une douleur située dans l'hypogastre, au niveau du ligament suspenseur avec un point correspondant au périnée, en arrière des bourses. Cette douleur est entrecoupée d'accès pendant lesquels la névralgie devient très pénible et peut s'accompagner d'irradiations soit en haut du côté de la région lombaire, soit en bas vers les aines, le coccyx, la verge, le gland, les testicules, l'anus et les membres inférieurs. Chez la femme la douleur s'irradie du côté de la vulve, du méat urinaire, des petites lèvres et du clitoris. On voit souvent apparaître de la pollakiurie, accompagnée ou non de spasme de la région membraneuse.

Avec quoi peut-on confondre la névralgie vésicale? La douleur peut avoir un point de départ vésical et on a affaire alors plutôt à une cystalgie qu'à une névralgie. Le diagnostic devra se faire :

1. *Avec les cystites douloureuses.* Le diagnostic, facile lorsque la cystite est intense, est plus difficile dans les cas légers, lorsque le sujet est névropathe.

Les cystites douloureuses se reconnaissent surtout :

a. Au caractère des urines qui ne *sont jamais d'une limpidité parfaite.* Il faut se méfier cependant de la propor-

---

1. D. Courtade. Névralgie vésicale dans *Encyclopédie française d'urologie*, 1920.

tion exagérée de phosphates dans une urine trop fortement alcaline.

b. Les névralgies sont le plus souvent sans rapport avec la miction. Dans la cystite, au contraire, les douleurs apparaissent au moment et surtout à la fin de la miction.

c. Dans la cystite il y a ordinairement *diminution de la capacité vésicale,* par suite de l'exagération du réflexe de la miction. C'est souvent le contraire qui arrive dans les névralgies d'origine neurasthénique.

2. *Avec la tuberculose vésicale au début.*

3. *Avec les calculs vésicaux* et les *corps étrangers de la vessie.* La douleur n'existe dans ces cas que lorsqu'il y a cystite concomitante.

4. Il faudra examiner les urines et voir si *l'urine est très acide* ou s'il n'existe pas de petits cristaux d'acide oxalique en suspension.

Lorsque toutes les causes dépendant d'une affection vésicale auront été éliminées, il faudra penser à une névralgie.

Cette névralgie peut tenir à une maladie diathésique comme la goutte, le rhumatisme; mais le plus souvent elle est sous la dépendance d'une affection du système nerveux.

1. On peut avoir affaire à une maladie organique. C'est généralement dans la période irritative des lésions de l'axe cérébro-spinal que surviennent les névralgies : on les rencontre surtout dans la période préataxique du tabès. Les douleurs sont quelquefois très vives, intenses, déchirantes. La crise dure de quelques heures à plusieurs jours. M. le professeur Fournier a donné à ces crises le nom de *coliques vésicales.* Les névralgies de la vessie peuvent encore s'observer dans les scléroses médullaires ou dans la paralysie générale.

2. *La névralgie peut être sine materia.* Elle s'observe alors surtout dans les névroses et principalement chez les neurasthéniques.

On observe dans cette dernière névrose plusieurs sortes de névralgies vésicales.

a. Les unes sont absolument *idiopathiques* : on les rencontre de préférence chez les dégénérés. Elles sont dues le plus souvent à des cénesthopathies et ont pour caractère d'être diffuses et de s'accompagner quelquefois de douleurs aiguës, variables dans leur siège. Elles forment une espèce de topoalgie.

b. Le plus souvent le point de départ est une *lésion guérie ou peu appréciable.*

c. Elles peuvent être *d'origine réflexe.*

1. Le réflexe peut partir *du rein* (tuberculose ou calcul de cet organe).

2. Le réflexe peut partir *de l'urètre* ; (rétrécissements larges, polypes de l'urètre, atrésie du méat, fissures de la muqueuse).

3. Dans quelques cas le réflexe a pour point de départ une lésion des organes voisins (rectum, anus, utérus).

Traitement électrique.

1. *Courant galvanique. a.* On peut faire *de l'ionisation* soit salicylée, soit cocaïnique. Cette dernière s'adresse surtout aux névralgies exemptes de toute lésion. J'ai fait construire à cet effet par M. Gentile un instrument que nous décrirons lorsque nous nous occuperons des cystites.

On prendra une solution de cocaïne à 1 pour 3 mille et on fera passer pendant sept à huit minutes un courant très faible (2 à 3 milliampères), l'ionisateur étant réuni au pôle positif. Une grande plaque indifférente reliée au pôle négatif sera placée sur le ventre. Dans les cas de névralgies rebelles ayant un point de départ inflammatoire, il vaudra mieux recourir à l'ionisation salicylée. On remplit la vessie d'une solution de salicylate de soude à 4 pour cent et on fait passer un courant de 5 à 6 milliampères pendant huit à dix minutes, en mettant dans ce cas le pôle négatif en communication avec l'ionisateur. La vessie doit toujours contenir au moins 200 grammes de liquide, et la sonde doit être déplacée deux ou trois fois, de façon à ce que les yeux se trouvant à son extrémité, changent de place. On évite ainsi l'irritation qui pourrait survenir si le courant avait son maximum de densité toujours au même endroit.

b. On peut faire *agir le courant galvanique extérieurement.* On place dans ce cas une grande plaque (pôle indifférent) sur la région dorso-lombaire et une plaque plus petite sur la région sus-pubienne ou sur la région périnéale. Le pôle positif (anélectrotonus) sera mis en rapport avec cette dernière plaque et on fera passer un courant de un demi-milliampère par centimètre carré d'électrode active (électrode sus-pubienne). Il faudra d'ailleurs toujours commencer par un courant facilement supportable.

Le courant galvanique peut être aussi appliqué d'une façon différente. On applique sur chacune des fosses iliaques un tampon de charbon de 0 m. 06 de diamètre, recouvert d'une épaisse couche d'ouate ou d'un tissu hydrophile et on fait passer un courant aussi intense que le malade peut le supporter, sans cependant dépasser 30 à 40 milliampères. Le courant ne sera pas appliqué d'une façon continue, mais on fera des ondes plus ou moins fréquentes, une toutes les deux secondes. On agira ici, non plus sur l'organe, mais sur le plexus hypogastrique lui-même.

2. *Courant faradique.* Lorsqu'on veut agir d'une manière réflexe, on utilise le courant faradique à intermittences relativement rapides, de 8 à 10 par seconde. On se servira du courant à fil fin. Le pôle actif sera placé soit sur le périnée (tampon) ou dans le vagin chez la femme (électrode en charbon d'Apostoli); un pôle indifférent (grande plaque) sera placé sur le ventre ou la région dorsale infé-

rieure. L'intensité sera réglée de manière à ne pas produire de douleurs vives. On pourra associer à ce courant faradique le courant galvanique (courant de Watteville). L'intensité de ce dernier courant ne devra pas dépasser 2 ou 3 milliampères.

3. *Courant de haute fréquence.* On place le malade sur le lit condensateur réuni au pôle inférieur du résonnateur d'Oudin et on introduit dans le rectum (chez l'homme) ou le vagin (chez la femme) l'électrode nue de Doumer réunie au pôle supérieur. Cette électrode doit être cylindrique au lieu d'être conique, de manière à pouvoir être placée très haut sans blesser le malade.

La technique sera la même que dans le traitement de la fissure anale. On peut aussi se servir de l'électrode condensatrice d'Oudin. Le courant, dans ce cas, devra être moins fort et sera appliqué pendant moins longtemps. Lorsque la névralgie est limitée au col, il vaudra mieux faire des applications directes dans l'urètre avec un béniqué isolé dans les trois quarts de sa longueur.

c. — *Névralgie de l'urètre.*

La névralgie urétrale peut être dans quelques cas primitive, mais le plus souvent elle est consécutive à une lésion ancienne de l'urètre ou de la prostate. On peut la rencontrer à l'état isolé, mais fréquemment elle accompagne la névralgie vésicale.

Les névralgies primitives s'observent surtout chez les femmes.

Avant d'instituer un traitement, il importe de rechercher quelle est la cause de l'urétralgie. Il faut d'abord examiner attentivement le canal, surtout dans sa portion prostatique, au moyen d'un urétroscope, pour voir s'il n'y a nulle part une lésion de la muqueuse. La névralgie peut aussi avoir pour cause un rétrécissement large de l'urètre, une cavernite scléreuse.

L'urétralgie de nature réflexe reconnaît les mêmes causes que la névralgie vésicale de même nature. Chez les goutteux, une urine hyperacide peut aussi déterminer des névralgies.

Lorsqu'on ne trouve aucune lésion, il faut penser à l'ataxie, à la neurasthénie ou à la pseudo-névralgie des psychoses urinaires.

Traitement électrique.

On peut appliquer le courant galvanique en mettant une grande plaque indifférente sur la région lombo-sacrée ou sur le ventre et en enveloppant la partie inférieure du périnée et la verge avec de l'ouate hydrophile humectée d'eau légèrement salée et reliée au pôle positif (anélectrotonus) au moyen d'une électrode métallique souple. On fait passer un courant ayant environ 1 demi-milliampère par centimètre carré d'électrode active. La durée de la séance varie entre dix et vingt minutes. Au lieu de relier l'électrode active au pôle positif, on peut la relier au pôle négatif et humecter l'ouate avec une solution de salicylate de soude à 5 pour cent. On fera ainsi de l'ionisation salicylée. M. Tripier conseille encore de mettre dans l'urètre une sonde métallique isolée à son extrémité antérieure et mise en rapport avec un des pôles de l'appareil faradique. L'autre pôle est formé par un gâteau d'ouate hydrophile enveloppant la verge et le périnée. On fait passer des courants faradiques à intermittences rapides et à fil fin. Il faudra toujours commencer par un courant très léger et n'aller en augmentant que très lentement.

La haute fréquence donne souvent d'excellents résultats. L'électrode active pourra être introduite soit dans le rectum, soit dans l'urètre. Dans le premier cas on se servira de l'électrode nue de Doumer ou de l'électrode condensatrice d'Oudin ; si l'électrode est introduite dans l'urètre, on prendra comme électrode nue, un simple béniqué de grosseur aussi grande que possible.

Les effluves périnéaux et péniens de haute fréquence seront utiles dans la plupart des cas.

Le traitement de l'urétralgie chez la femme présente quelques indications spéciales. Si on utilise le courant galvanique, il faudra se servir d'une électrode vaginale formée par une électrode utérine d'Apostoli en charbon de gros diamètre et recouverte d'ouate hydrophile mouillée soit avec de l'eau boriquée, soit avec une solution de salicylate de soude à 5 pour cent. On l'introduit au moyen d'un petit spéculum que l'on retire quand l'électrode est placée, on fait passer un courant de 3 ou 4 milliampères avec le pôle positif dans le vagin ou le pôle négatif (salicylate).

On peut aussi employer la haute fréquence soit en mettant dans l'urètre un béniqué, soit en mettant dans le vagin l'électrode nue de Doumer ou l'électrode condensatrice d'Oudin.

d. — *Névralgie prostatique et des vésicules séminales.*

Ces névralgies sont rarement isolées et coïncident le plus souvent avec une névralgie vésico-urétrale plus ou moins bien caractérisée. La technique est la même que pour les névralgies urétrales. Il faut surtout employer l'électrisation de haute fréquence intra-rectale (électrode de Doumer, électrode d'Oudin) et l'électrisation périnéo ou abdomino-rectale : on introduit dans ce cas dans le rectum une électrode en charbon d'Apostoli.

On peut faire passer le courant faradique avec une intensité modérée, fil fin et intermittences rapides (10 à 12 par seconde) ; on agit alors par réflexe. On peut aussi se servir du courant galvanique (2 ou 3 milliampères) fréquemment interrompu et renversé.

e. *Névralgies testiculaires.*

Ces névralgies qui ont été d'abord décrites par A. Cooper sous le nom *d'irritabile testis*, sont loin d'être rares :

Elles surviennent le plus souvent à la suite

d'une épididymite blennorrhagique,

d'une urétrite traumatique,

d'un varicocèle.

On les rencontre le plus fréquemment chez les neurasthéniques et les hystériques : il peut y avoir en effet chez ces derniers un *testicule hystérique* de même qu'il y a chez la femme un ovaire hystérique. On peut rencontrer la névralgie testiculaire chez les hommes continents, surtout chez les prêtres.

Dans quelques cas la névralgie peut être observée au début du testicule syphilitique, tuberculeux ou cancéreux, et le diagnostic est quelquefois difficile à établir.

La névralgie testiculaire peut être d'origine réflexe, comme dans le cas de certaines lésions du rein, de calcul des voies urinaires, de prostatite, de vésiculite ou d'urétrite postérieure.

Traitement électrique.

L'électricité donnera surtout de bons résultats chez les neurasthéniques et les hystériques.

Comme traitement électrique on pourra employer :

1. *Le courant galvanique.*

2. *La haute fréquence.*

1. Si on emploie le courant galvanique, on pourra faire de l'*ionisation salicylée.*

On entoure dans ce cas le testicule avec un gâteau d'ouate imbibée d'une solution de salicylate de soude à 5 p. 100 et relié au pôle négatif d'un appareil galvanique. On fait passer un courant de 4 à 5 milliampères pendant 7 à 8 minutes tous les jours, puis 3 fois par semaine.

On peut encore faire de la galvanisation ordinaire, en utilisant l'action calmante du pôle positif : on met le testicule en état *d'anelectrotonus*. Le nombre de milliampères et la durée de la séance seront les mêmes.

Dans les deux cas le pôle indifférent sera placé sur la région vertébrale, au niveau des dernières vertèbres lombaires.

2. La haute fréquence peut être appliquée sous forme d'*effluves* chauds et bien nourris sur toute la région testiculaire. On peut cependant faire des applications directes en réunissant le testicule environné d'un gâteau d'ouate mouillée au pôle supérieur du résonnateur d'Oudin, le malade étant placé sur le lit condensateur. La séance durera 10 minutes avec une intensité modérée. Il faut réserver les applications de diathermie pour les cas où la névralgie coïncide avec une légère orchite.

f. *Hyperesthésie vulvaire, vaginisme, névralgie clitoridienne.*

L'hyperesthésie anormale des organes génitaux internes est surtout fréquente chez les femmes jeunes et nerveuses. L'hyperesthésie peut être quelquefois idiopathique ou essentielle; mais le plus souvent elle succède à une irritation vulvaire (nouvelles mariées, vaginite simple, ou blennorrhagique) ou bien à une inflammation des glandes de Bartholin, qu'il faut toujours rechercher. Elle peut être cependant d'origine réflexe et reconnaître pour point de départ une fissure ou des polypes de l'urètre, une fissure anale.

Les douleurs pourront être très fortes et empêcher complètement les rapports conjugaux: elles s'accompagnent le plus souvent de contracture spasmodique du constricteur du vagin et même des autres muscles pelviens.

Le vaginisme peut dans certains cas être très prononcé.

Il est d'ailleurs rare de rencontrer du vaginisme sans hyperesthésie vulvaire : dans le cas où il se produit sans hyperesthésie, il faut plutôt penser à une affection nerveuse d'origine centrale.

Il est essentiel, avant de commencer le traitement, de bien faire le diagnostic de la cause, et de rechercher si l'hyperesthésie est générale, ou bien si elle est simplement localisée à une surface plus ou moins étendue de la face interne des petites lèvres, des caroncules, du clitoris.

Traitement électrique.

On pourra essayer l'ionisation salicylée, en plaçant sur la vulve entr'ouverte un gros tampon d'ouate imbibée d'une solution de salicylate de soude à 5 p. 100 et relié au pôle positif d'un appareil galvanique. Mais il vaut mieux employer la haute fréquence. On peut se servir d'effluves longs et doux, bien nourris, appliqués sur la région vulvaire écartée : il faut bien éviter de faire des aigrettes ou de tirer par mégarde des étincelles.

L'électrode condensatrice d'Oudin n'est pas à conseiller, car elle produit un peu d'irritation et de petits picotements qui peuvent exagérer le spasme. On peut cependant employer l'électrode à vide de Mac Intyre, en donnant en commençant un très faible courant. Le traitement de choix consiste dans l'emploi de l'électrode nue de Doumer, de forme conique. Cette électrode, qui agit si bien dans la fissure anale exerce son action: 1° *Sur le symptôme douleur,* en raison de l'action anesthésique des courants de haute fréquence ; 2° Sur *l'élément spasme* ; 3° Enfin sur *les fissures* qui sont une des causes les plus fréquentes du vaginisme.

Si l'hyperesthésie était trop prononcée, on se trouverait bien de faire cinq minutes avant la séance des applications vulvaires avec un tampon d'ouate imbibée d'une solution de cocaïne au centième.

LEÇON VI

A. — Troubles fonctionnels d'origine nerveuse.
(Suite.)

3. Troubles moteurs.

a. — *Etude physiologique des muscles vésico-urétraux.*

Nous avons vu en étudiant les rapports physiologiques qu'affecte le système génito-urinaire avec le système nerveux que :

1. *Voies centripètes.* Tous les filets nerveux de *sensibilité générale* (envie, douleurs, proviennent du sympathique lombaire et passent chez le chien par le nerf hypogastrique.

Il convient ici d'étudier avec plus de détail la fonction sensitive de la vessie.

On doit, dans tout organe, distinguer deux sortes de sensibilité : la *sensibilité générale* et *la sensibilité fonctionnelle.*

Les réflexes de sensibilité générale passent, comme nous l'avons vu, par le nerf hypogastrique. Il n'en est pas de même des réflexes de *sensibilité fonctionnelle.* Ces derniers ont un rapport direct avec le fonctionnement de l'organe et passent, non par le cerveau, mais par la moelle. Ils suivent la voie du nerf érecteur sacré et sont en rapport avec le réflexe de la miction, c'est-à-dire avec la contraction coordonnée des muscles vésicaux.

Le docteur Jean Félix Guyon a, en effet, démontré

9

qu'en mettant la vessie en tension par une injection progressive de liquide, c'est le nerf érecteur sacré qui transmet l'excitation au centre médullaire. En effet après la section des deux hypogastriques, la contraction réflexe de la vessie sur son contenu n'est ni retardée ni diminuée.

Nous avons vu que le nerf érecteur sacré présente peu de sensibilité générale.

2. *Voies centrifuges.* Les filets moteurs proviennent pour les fibres circulaires du col, du grand sympathique, et pour les fibres du corps de la vessie, des nerfs médullaires (nerf érecteur sacré d'Eckard). Ces filets nerveux vont se mettre en rapport avec le centre vésico-spinal de Gianuzzi, ainsi qu'avec le centre cérébral.

Comment se comporte le muscle vésical pendant la miction?

Comme tout muscle, le muscle vésical est élastique, doué d'une certaine tonicité et contractile.

a. *Elasticité.* L'élasticité du muscle vésical, en dehors de tout effet tonique dû à l'action des centres nerveux est très faible. Si on vient à injecter la vessie d'un chien énervée, on observe que l'organe se laisse dilater petit à petit: la quantité de liquide injecté peut atteindre un chiffre très considérable avec une force d'injection minime; et si on laisse la vessie se vider d'elle-même, elle le fait avec une force de rétractilité très faible. Il y a donc *extensibilité très grande* et *rétractilité très faible.*

b. *Tonicité.* Il en sera autrement sur une vessie en rapport avec le système nerveux. Le muscle aura une tonicité d'abord très faible. En effet, la vessie se laisse remplir au début comme une vessie énervée, mais au bout d'un certain temps elle réagit par suite de la distension de ses fibres musculaires. Sa tonicité augmente de plus en plus et à un moment donné elle se contracte. Elle a atteint alors ce que l'on a appelé *sa capacité physiologique*. La

capacité anatomique est celle que présente la vessie énervée : cette dernière se laisse dilater jusqu'à ce que les
limites de l'élasticité soient atteintes et elle ne réagit pas.
La capacité physiologique au contraire arrive bien avant
que la capacité anatomique ait été atteinte.

c. *Contractilité*. Le muscle vésical peut se contracter
d'une manière partielle ou d'une façon totale. La contraction partielle a lieu sous l'influence de l'excitation soit mécanique soit électrique d'une partie de la vessie. La contraction totale n'a lieu que lorsque le système nerveux
entre en action. L'excitation peut partir des centres, dans
le cas de réflexe de la miction, ou partir de la périphérie
lorsqu'on excite directement les nerfs. Nous avons démontré avec le docteur J. F. Guyon que les nerfs sacrés
faisaient contracter le corps de la vessie et ouvraient le
col, tandis que l'excitation des nerfs sympathiques faisait
contracter les fibres du col et amenait peut-être un relâchement des fibres du corps.

Quel est le mécanisme de la contraction vésicale?

La miction est le fait d'un réflexe provenant de l'excitation, soit des nerfs sensitifs de la muqueuse, soit et surtout
des nerfs intra-musculaires. M. le professeur Guyon a
démontré en effet que c'est la distension de la fibre musculaire qui provoque le plus activement le réflexe. La
quantité de liquide nécessaire pour amener ce réflexe est
essentiellement variable, et c'est ce que M. le professeur
Guyon a très bien exprimé en disant que la vessie vivante
n'avait pas une capacité anatomique; mais une capacité
physiologique.

La capacité de la vessie est différente suivant l'état
physiologique ou l'état pathologique; on peut l'étudier
avec la *manométrie*.

A. *A l'état normal*, si l'on vient à remplir la vessie avec une seringue, le malade ne ressent rien tout d'abord et si un manomètre est en mis communication avec la vessie, on voit ce dernier marquer seulement une pression de 2 à 3 centimètres d'eau.

À mesure que l'on augmente la quantité de liquide, la pression monte petit à petit.

Aussitôt que la pression dépasse 10 à 15 centimètres d'eau, l'envie commence à apparaître. La quantité de liquide nécessaire pour amener la réaction varie entre 150 et 200 grammes de liquide.

Si on pousse encore du liquide, l'envie augmente rapidement, peut devenir douloureuse, et lorsque la pression atteint les environs de 20 centimètres d'eau, on voit la miction apparaître tout à coup.

Nous voyons donc qu'à l'état normal, il y a concordance entre *l'envie*, *l'augmentation de pression* et la *quantité de liquide injecté*. En résumé, la capacité physiologique est atteinte lorsque la quantité de liquide injecté atteint les environs de 250 grammes de liquide et que la pression monte de 15 à 20 centimètres d'eau.

Cette capacité physiologique est précédée par une sensation subjective connue sous le nom *d'envie*.

B. A *l'état pathologique* cette capacité est modifiée, et il importe de la bien mesurer pour distinguer par exemple une paralysie vésicale d'origine neurasthénique d'une paralysie organique. Je signalerai dans chaque affection quelles sont les modifications que l'on observe.

Comment se produit la miction?

La miction est le fait d'un réflexe. Au début de son remplissage la vessie ne manifeste aucune réaction. Plus tard la pression monte petit à petit. Habituellement lorsqu'il y a une quantité de 100 à 150, la pression monte à 8 à 10 centimètres d'eau : l'envie commence alors à apparaître. Cette pression peut être assez forte pour amener un commencement de miction, qui est habituellement arrêtée par la contraction du sphincter externe strié. Cette contraction se fait soit d'une manière consciente, soit d'une manière inconsciente, par habitude.

Lorsque la pression dépasse 15 et la quantité de liquide 200 à 250, le réflexe de la miction apparaît. La contraction du sphincter externe peut retarder un moment son apparition, mais est incapable de l'arrêter.

Nous allons maintenant étudier les paralysies vésicales, la pollakiurie et le spasme de l'urètre : nous passerons ensuite à l'étude de l'incontinence nocturne d'urine ; nous terminerons par la spermatorrhée.

Troubles moteurs.

a. *Des paralysies vésicales.*

La paralysie peut atteindre seulement les muscles du col : il y a alors un degré plus ou moins grand d'incontinence suivant que la paralysie est complète ou incomplète. Elle peut atteindre isolément les muscles du corps : on observe dans ce cas une rétention plus ou moins complète, avec le plus souvent incontinence par regorgement.

Enfin la paralysie peut atteindre à la fois le col et le corps. Lorsque la paralysie est complète, il y a incontinence absolue. Lorsqu'elle est incomplète, par suite de la faiblesse des sphincters, le moindre effort suffit pour amener en dehors de la miction, l'issue de l'urine, et lorsque le malade veut uriner, il éprouve de la peine à entamer la miction. Le jet n'a pas de force et s'écoule en bavant. Lorsqu'on sonde le malade, on trouve habituellement un résidu plus ou moins considérable.

La paralysie, en dehors des cas rares où elle reconnaît

une cause locale, par exemple la compression, le traumatisme, est due le plus souvent soit à une maladie organique du système nerveux, soit à un trouble purement dynamique dans le fonctionnement des centres.

Dans le premier cas, on peut l'observer dans les maladies cérébrales, dans la période apoplectique de l'hémorrhagie ou du ramollissement, les tumeurs cérébrales, les méningites, les hémorrhagies méningées, la paralysie générale. Mais c'est surtout dans les affections de la moelle que les troubles de la miction sont fréquents : myélites aiguës ou chroniques, compression, surtout ataxie locomotrice. Pour Geffrier, les troubles mictionnels seraient dans cette maladie dans une proportion des 9 dixièmes.

2. Les paralysies d'origine dynamique s'observent dans les névroses, telles que l'hystérie, l'épilepsie, et surtout la neurasthénie.

Le diagnostic des paralysies vésicales d'origine centrale est très difficile au début, car, comme le fait remarquer avec raison le professeur Guyon, les troubles mictionnels peuvent précéder de longtemps les symptômes de myélite. Il faut surtout faire le diagnostic avec les paralysies d'origine neurasthénique. Ces dernières présentent certaines particularités qui aideront à les faire reconnaitre.

1. La paralysie complète du col et du corps est très rare. Le plus souvent il y a parésie soit isolée du col, soit du col et du corps de la vessie. On n'observe pas habituellement de résidu après la miction. En effet, nous avons affaire ici non à la destruction d'un centre mais bien à une parésie des réflexes vésicaux de la miction. Le réflexe maintenant la tonicité du col dans son état normal est affaibli. De plus, le réflexe de la miction est lent à se mettre en action : lorsqu'il se produit il manque d'énergie et ne fait contracter le muscle que très lentement. La miction se produit cependant d'une manière complète et il n'y a pas de résidu appréciable, du moins d'une manière

habituelle. Dans quelques cas la rétention véritable peut survenir, car si la parésie vésicale n'arrive jamais d'elle-même à la paralysie complète, elle peut favoriser la rétention lorsque certaines causes viennent troubler le fonctionnement d'un organe aussi mal innervé. Par exemple le spasme de l'urètre, un traumatisme local, comme après un accouchement ou une intervention thérapeutique, ou encore une rétention volontaire.

2. La manométrie vésicale donne de précieuses indications. En effet, chez l'individu normal, les envies d'uriner, la douleur à la distension et la pression intra-vésicale marchent de pair et sont en raison directe. Dans les paralysies vésicales, le remplissage de la vessie ne s'accompagne ni de douleurs, ni d'envie d'uriner, ni de pression. Dans la neurasthénie le docteur Genouville a trouvé une *dissociation* presque constante entre, d'une part les envies d'uriner et les douleurs; d'autre part entre la pression vésicale examinée au manomètre. Cette dernière peut être presque nulle alors que les premières sont parfois exagérées et intolérables. Il y a dissociation entre les phénomènes fonctionnels et les phénomènes sensitifs.

3. L'absence de phénomènes dus à une myélite et la présence de certains stigmates neurasthéniques aideront au diagnostic.

Traitement électrique.

A. *Paralysies dues à une lésion organique du système nerveux.*

Deux indications se présentent : 1° agir sur les centres nerveux ; 2° agir sur le muscle lui-même.

1. Pour agir directement sur les centres on peut utiliser le courant galvanique. On applique une plaque soit sur le périnée, soit sur la région sacrée, l'autre pôle sera mobile et promené le long de la colonne vertébrale. On fera agir alternativement le pôle négatif et le pôle positif, avec une

intensité de 15 à 25 milliampères. La durée totale ne devra pas dépasser quatre ou cinq minutes, et on doit produire une légère révulsion cutanée. Le courant agit ici comme excitateur du centre vésico-spinal.

Le courant galvanique pourra être employé d'une autre manière, et agir comme modificateur de la nutrition. Le malade sera assis sur une large électrode reliée au pôle positif et l'autre électrode (négative) sera placée à la région cervicale supérieure. L'intensité sera de 2 à 5 milliampères et la séance pourra durer quinze à vingt minutes : le courant sera ainsi ascendant. Les plaques devront être grandes, bien recouvertes de tissu hydrophile mouillé afin d'éviter la formation d'escarres.

Le courant faradique pourra être employé pour agir sur les centres *d'une manière réflexe*, on se servira alors du courant de la bobine à fil fin avec intermittences rapides. Le pôle positif sera large et placé sur le périnée. Le pôle négatif, formé par un tampon mouillé, parcourra superficiellement les régions dorso-lombaire et abdomino-crurale (fosses iliaques et partie supéri des cuisses). L'intensité sera suffisante pour que le lade ressente une légère douleur.

On peut aussi, pour atteindre le même but, appliquer l'électricité statique sous forme d'étincelles que l'on fait jaillir le long de la région dorso-lombaire du malade assis sur le tabouret isolant et mis en communication avec le pôle négatif de la machine.

Les étincelles statiques peuvent être remplacées par les étincelles provenant du résonnateur d'Oudin.

2° Si on veut *agir sur le muscle lui même*, le traitement diffère suivant qu'on a affaire à une paralysie du corps ou à une paralysie du col.

a. Dans *la paralysie du corps*, on pourra faire de l'électrisation intra-vésicale.

Dans ce cas on remplit modérément la vessie avec de

l'eau très légèrement salée 7/1.000. On applique une grande plaque formant le pôle indifférent soit sur la partie inférieure du ventre, soit sur la région dorsale.

Comme électrode active, on introduit dans la vessie soit mon ionisateur vésical, soit simplement un fil métallique introduit dans l'intérieur de la sonde qui a servi à remplir la vessie. On peut utiliser *le courant faradique*. On fait passer pendant cinq minutes le courant induit de la bobine à gros fil avec des intermittences lentes. L'intensité doit être facilement tolérée par le malade. On pourra aussi se servir avec beaucoup de fruit des courants sinusoïdaux qui ont pour les fibres lisses une affinité particulière. Si l'on utilise le courant galvanique, on peut aller jusqu'à une intensité de 5 à 6 milliampères avec intermittences et renversements fréquents. Il faut dans ce cas faire attention à ce qu'aucune partie métallique ne touche la vessie afin d'éviter les escarres. La vessie devra contenir au moins 200 grammes d'eau. L'électrode sera déplacée trois ou quatre fois pendant la séance afin que les yeux de la sonde ne se trouvent pas toujours placés au même niveau. La durée de la séance sera de sept à huit minutes, trois fois par semaine.

D'une manière générale les applications extra-vésicales doivent être préférées. On mettra une plaque sur le ventre ou la région dorso-lombaire et on appliquera une électrode active en charbon (électrode utérine d'Apostoli) soit dans le rectum chez l'homme ou le vagin chez la femme. On fera passer soit du courant faradique, soit du courant galvano-faradique en mettant une faible intensité galvanique (2 à 3 milliampères).

b. Dans les paralysies du col, il faudra faire de l'électrisation localisée. Nous en décrirons la technique en faisant le traitement de l'incontinence d'urine infantile.

B. Dans les *paralysies d'origine neurasthénique*, le traitement sera à peu près le même. Il faudra éviter les applications internes et employer de préférence l'excitation médullaire réflexe ou l'excitation vésicale médiate, au moyen du rectum ou du vagin.

Les applications électriques réussissent surtout dans les paralysies d'origine neurasthénique ou hystérique. Dans le cas de paralysie due à une affection organique du système nerveux, le traitement se montrera moins efficace. Il pourra agir favorablement au début ou dans les cas peu graves; mais lorsqu'il existe une désorganisation plus ou moins profonde des centres, les résultats sont moins certains. Cependant, même dans ces cas, l'électricité peut être utile. Il faut ici faire une distinction entre les paralysies du col et celles du corps. Cette distinction concorde parfaitement avec les recherches physiologiques que j'ai faites avec M. le docteur J. Félix Guyon. Chez le chien, le plexus vésical reçoit deux sortes de filets nerveux : les uns partent des deuxièmes et troisièmes paires sacrées et sont de provenance médullaire directe : ils forment de chaque côté un cordon appelé nerf érecteur sacré d'Eckard. Les autres sont d'origine exclusivement sympathique et sont réunis pour constituer les deux nerfs hypogastriques. Ces deux sortes de nerfs vont former le plexus hypogastrique dont le plexus vésical fait partie. Les fibres de ces nerfs tout en se mélangeant, vont cependant se terminer dans des fibres musculaires distinctes. Les fibres longitudinales, qui forment la plus grande partie du corps de la vessie sont innervées par le nerf érecteur sacré d'Eckard, tandis que les fibres circulaires, surtout abondantes au niveau du col, sont innervées par le sympathique. Dans le cas de paralysie vésicale d'origine organique, l'électricité reste sans action sur les paralysies du corps, mais peut agir favorablement sur les fibres circulaires du col et leur rend très souvent leur tonicité normale. On voit alors une incontinence ou une pollakiurie incessantes, dues à une paralysie du col et du corps, et si pénible pour les malades, se transformer, par suite de la disparition de la paralysie du col, en rétention. Le malade n'a plus, pour éviter l'incontinence par regorgement, qu'à se sonder aseptiquement 3 ou 4 fois par jour. La guérison complète peut être obtenue, si le sphincter interne est seul paralysé.

Comment expliquer ce résultat?

Il faut d'abord remarquer que les centres médullaires diffèrent. Le centre sympathique qui innerve les fibres du col correspond aux origines des troisièmes, quatrièmes, cinquièmes lombaires, tandis que le centre du nerf érecteur sacré qui innerve le corps de la vessie correspond aux origines des deuxièmes et troisièmes paires sacrées. De plus on trouve chez le chien au point de convergence des deux hypogastriques (nerfs sympathiques) un ganglion, appelé mésentérique inférieur, qui est le siège de réflexes. Ces réflexes ganglionnaires ont été très bien étudiés par Sokowin et nous avons nous-même, avec le docteur J. Félix-Guyon, confirmé leur existence. Ces réflexes ganglionnaires qui doivent aussi exister chez l'homme donnent aux fibres sympathiques une certaine autonomie. Dans les cas de paralysie du sphincter interne, il peut exister une simple inhibition des centres sympathiques périphériques. L'électricité agira pour supprimer cette inhibition et rendre aux fibres circulaires du col leur tonicité normale.

b. — *Spasme de l'urètre.*

On appelle spasme de l'urètre, l'obstacle apporté à l'écoulement de l'urine par une contraction plus ou moins active et plus ou moins permanente de la portion musculaire de ce conduit.

L'urètre a été divisé en trois régions : portion prostatique, région membraneuse et région spongieuse. De ces trois régions, seule la région membraneuse peut être le siège d'un spasme véritable.

En effet : 1. Si sur le chien on vient à électriser l'urètre, on ne sent de résistance qu'au niveau du sphincter externe, toutes les autres parties du canal ne peuvent donner une contraction suffisante pour former obstacle. Il en est de même chez l'enfant incontinent que l'on électrise d'après le procédé de M. le professeur Guyon.

2. Nos expériences avec le docteur J. Félix Guyon[1] nous ont démontré que si on injecte du liquide dans la vessie soit au moyen d'une ouverture faite à son sommet, soit en introduisant une sonde par l'uretère, le sphincter interne n'oppose à la sortie du liquide par l'urètre qu'une résistance bien plus faible que celle opposée par le sphincter externe. Tandis qu'il faut une pression de 15 à 25 centimètres d'eau pour ouvrir le sphincter interne contracté, il en faut 80 et même davantage pour forcer le sphincter externe en état de contraction.

3. La nature striée du sphincter fait présager une contraction plus énergique que celle du sphincter lisse.

4. Par le cathétérisme, c'est surtout au niveau de l'urètre membraneux que la boule exploratrice fait percevoir une résistance plus ou moins grande et une douleur ou tout au moins une sensation pénible.

5. Par les instillations et les injections, aucune goutte ne revient si le liquide est poussé en arrière de la portion membraneuse de l'urètre.

6. Marche du sang dans les urétrorrhagies et progression différente des sécrétions urétrales suivant qu'elles viennent de l'urètre antérieur et de l'urètre postérieur. C'est donc bien le sphincter externe qui est le siège du spasme.

---

1. D. Courtade et J. F. Guyon. Sur la résistance du sphincter vésico-urétral. *Soc. de Biologie*, 1895.

A l'état normal il se contracte aussitôt que nous ressentons la moindre envie. C'est, comme le dit si bien Janet, le gardien de la vessie. Il se contracte soit d'une manière inconsciente, réflexe, si l'envie est légère, soit d'une manière volontaire si l'envie est forte. C'est pour cela que ce sphincter présente une innervation différente de celle du sphincter interne. Tandis que les parois de l'urètre et partant le sphincter lisse sont innervés par des filets provenant du plexus hypogastrique (sympathique), le sphincter strié, au contraire, reçoit ses branches du nerf honteux interne, et au lieu d'être en relation avec le sympathique, qui fonctionne d'une manière indépendante de notre volonté, il se trouve en relation directe avec la moelle et le cerveau.

Nous avons vu que, au début de la miction, le sphincter se contracte soit d'une manière inconsciente, soit d'une manière volontaire.

Pour que l'urine s'écoule il faut donc que cette contraction soit réflexe, soit consciente cesse.

Cette décontraction peut ne pas se produire ou se produire d'une manière incomplète. Dans quelques cas la contraction s'exagère même et l'on voit se produire du spasme. Certains auteurs ont cru voir dans certaines formes de spasmes de l'urètre, une analogie avec la crampe des écrivains.

Le diagnostic est souvent très difficile avec les *rétrécissements*, surtout si l'urètre a été enflammé.

Il faudra tenir compte : 1° des *antécédents* : blennorrhagie antérieure, état nerveux du sujet; 2° du *siège*. Sauf de rares exceptions (rétrécissements traumatiques), il n'existe pas de rétrécissements localisés seulement dans la région membraneuse, et lorsque l'olive exploratrice est arrêtée seulement dans la région prostatique, on peut déjà presque affirmer qu'il s'agit d'un spasme; 3° *du nombre*. Dans le cas de rétrécissement on trouve toujours, en avant de l'arrêt, des anneaux ou un canal plus ou moins dur ; 4° *de la longueur*. Le passage rétréci est court dans le spasme ; il est au contraire plus ou moins long dans le rétrécissement organique.

Traitement électrique. On peut électriser directement le sphincter mais le plus souvent il vaut mieux agir extérieurement, car le fait d'introduire un instrument dans l'urètre ne peut servir le plus souvent qu'à irriter une région déjà en état d'excitabilité exagérée.

1. *Les courants de haute fréquence* sont ceux qui donnent les meilleurs résultats. On introduit chez l'homme un gros béniqué dans l'urètre, ou plutôt l'électrode nue de Doumer dans le rectum : Cette électrode, au lieu d'être conique, devra être cylindrique. Le malade est placé sur le lit condensateur réuni au pôle inférieur du résonnateur d'Oudin Le pôle supérieur est relié à l'électrode urétrale ou rectale et on fait passer un courant ne dépassant pas 100 milliampères pendant cinq à six minutes. Chez la femme on peut introduire un béniqué droit dans l'urètre, ou une électrode cylindrique dans le vagin. On peut remplacer l'électrode nue de Doumer par l'électrode condensatrice d'Oudin. Le courant sera alors moins fort ; le malade devra seulement ressentir un sentiment de chaleur légère et facilement supportable.

2. On pourra aussi se servir *du courant galvanique*. On prendra une grande plaque, placée soit sur l'abdomen soit sur la région dorso-lombaire, que l'on reliera au pôle négatif. Le pôle positif, formé par un tampon de 6 centimètres de diamètre sera placé sur le périnée. Les deux électrodes doivent être recouvertes de tissu hydrophile mouillé avec de l'eau légèrement salée et très exactement appliquées. On fera passer des courants allant de 15 à 20 milliampères, sans secousses et sans renversements. Pour rendre le courant plus supportable, il faudra faire de temps en temps de grandes ondes électriques, soit au

moyen du collecteur soit au moyen d'un rhéostat. On devra surveiller attentivement la peau du périnée, de manière à éviter la formation d'escarres, et ne jamais aller jusqu'à la douleur.

3° Au lieu du courant galvanique, on peut appliquer le *courant faradique*. On mettra soit sur le ventre, soit sur la région lombaire une grande électrode bien humectée, formant l'électrode indifférente. L'électrode active sera placée soit sur la partie postérieure du périnée, soit dans le rectum. Si on choisit le périnée, on se servira d'une électrode circulaire de 6 centimètres de diamètre, bien humectée d'eau tiède. Si on prend le rectum, on utilisera une électrode en charbon semblable à celle que l'on utilise pour l'électrisation des corps fibreux de l'utérus (électrode d'Apostoli); on emploiera un courant faradique très faible, à gros fil et à intermittences lentes. Ce courant doit être à peine senti.

c. — *Pollakiurie.*

On donne, avec Dieulafoy, ce nom aux mictions fréquentes survenant sans polyurie : il faut en effet pour qu'il y ait pollakiurie non seulement que les mictions soient nombreuses, mais encore que la quantité d'urine émise chaque fois soit faible.

La pollakiurie, en dehors des cas où il existe une lésion locale, est le plus souvent d'origine nerveuse. Elle peut se manifester à la suite des lésions organiques du système nerveux et tenir soit à un état spasmodique de la vessie, soit à une parésie des sphincters.

Lorsqu'il n'y a pas de lésion organique du système nerveux, c'est dans l'hystérie, et surtout dans la neurasthénie qu'on la rencontre.

Les pollakiuries neurasthéniques doivent être divisées en trois groupes.

1. *Pollakiurie avec irritabilité vésicale exagérée.* Ces pollakiuries peuvent tenir soit à une lésion très légère, qui n'agit que parce que l'individu n'a pas un système nerveux normal ; soit à une irritation réflexe (par exemple un calcul rénal, un polype de l'urètre) qui n'agit que parce que le sujet est neurasthénique.

2. La pollakiurie peut tenir à une faiblesse du sphincter interne. La moindre contraction suffit pour ouvrir le col et l'urine, en passant dans l'urètre prostatique, détermine un besoin d'uriner souvent irrésistible. Pour éviter cet inconvénient, le malade cherche à uriner le plus souvent possible et il s'établit une habitude qui peut persister quand le sphincter a repris sa tonicité.

3. Enfin la pollakiurie peut être *psychopathique*, c'est-à-dire tout à fait indépendante d'une lésion soit directe, soit réflexe. Cette forme, si bien décrite par le docteur Janet, peut exister seule ou s'associer aux deux autres formes.

Cette pollakiurie peut apparaître spontanément ; surtout chez les hypocondriaques urinaires, qui croient toujours bon de vider leur vessie. Elle peut être consécutive à une affection qui a pu déterminer autrefois des besoins fréquents d'uriner (cystite dans le jeune âge). Les besoins se continuent par habitude lorsque la lésion est guérie.

Je serai bref sur le *traitement électrique* de la pollakiurie. En effet, dans la *forme avec irritabilité vésicale*, le traitement sera le même que dans le cas de spasme de l'urètre ; et dans la *forme avec atonie sphinctérienne*, alliée si souvent à de l'atonie véritable, on se servira du procédé que nous décrirons tout à l'heure en étudiant le traitement de l'incontinence nocturne d'urine par atonie sphinctérienne.

Dans la *forme psychopathique*, on pourra se servir d'un courant faradique léger à fil fin et intermittences rapides, avec un pôle sur la région abdominale antérieure et l'autre sur le périnée.

LEÇON VII

A. — Troubles fonctionnels d'origine nerveuse.
(Suite.)

3. Troubles moteurs (suite).

d. — *Incontinence nocturne d'urine*[1].

Cette incontinence débute habituellement dans la première enfance : on sait que tous les enfants sont incontinents jusqu'à la première dentition. Vers l'âge de dix-huit mois à deux ans, l'envie d'uriner commence à se manifester le jour, mais l'incontinence persiste la nuit. Elle devient de moins en moins fréquente et vers deux ans et demi l'enfant reste complètement maître de sa miction. Chez nos petits malades cette incontinence, pour ainsi dire physiologique, peut continuer à se produire. Mais il n'en est pas toujours ainsi et ce n'est souvent qu'après un an, deux ans et même davantage que les accidents nocturnes se manifestent. Rarement le début a lieu après dix ans.

Au point de vue du traitement électrique, il faut distinguer deux formes.

1. *La forme atonique*, bien étudiée surtout par le professeur Guyon. Cette forme est caractérisée par l'atonie du

---

1. D. Courtade. De l'Incontinence d'urine chez les enfants et en particulier de l'incontinence nocturne dite essentielle. Dans Monographies cliniques, n° 65. Masson, 1911.

sphincter externe. En effet lorsqu'on vient à explorer l'urètre membraneux on observe peu de résistance au passage de la bougie exploratrice. L'incontinence survient surtout pendant la nuit, et coïncide avec un sommeil très profond. Pendant le jour les mictions sont normales soit comme quantité soit comme fréquence. Dans quelques cas l'incontinence des urines s'accompagne d'incontinence des matières fécales. Cette forme survient le plus souvent chez les jeunes garçons à tempérament un peu apathique.

2. *Forme avec irritabilité exagérée.* A l'exploration de l'urètre membraneux on trouve une résistance normale, parfois même un peu exagérée. Le sommeil est moins lourd, coupé quelquefois de rêves mictionnels; le petit malade peut parfois se réveiller et même uriner, ce qui n'arrive jamais dans la forme précédente. Pendant le jour les mictions sont souvent modifiées : il y a de la pollakiurie, avec mictions souvent impérieuses. Cette forme s'observe surtout chez les petites filles et chez les enfants à tempérament nerveux.

Quelle pathogénie peut-on invoquer ?

La deuxième forme s'explique naturellement, il y a pollakiurie nocturne et le malade ne se réveille pas. Cette pollakiurie peut, comme nous l'avons vu, tenir soit à une irritabilité augmentée, soit à une faiblesse du sphincter interne : ce dernier s'ouvre en effet sous le moindre effort et l'entrée de l'urine dans la partie supérieure de l'urètre provoque la miction fréquente pendant le jour. Pendant la nuit, le malade ne se réveille pas à temps et urine dans son lit.

La première forme s'explique moins facilement. Je crois pour ma part, qu'il s'agit non d'une paralysie réelle, mais d'une *paralysie fonctionnelle*. Le sphincter externe, ici en cause, doit être considéré comme le gardien de la vessie, et est soumis à l'influence de la volonté. Aussitôt que nous ressentons la moindre envie, il se contracte et empêche l'urine de s'écouler sans notre consentement. Pendant les deux premières années il n'entre pas en action, soit par suite d'un développement incomplet, soit parce que ses relations avec les centres nerveux supérieurs ne sont pas encore parfaitement établies. Le sphincter commence à fonctionner vers deux ans et demi. La contraction, qui a d'abord exigé une part active de la volonté, se produit bientôt d'une manière inconsciente : elle se produit par habitude et c'est, comme le dit si bien M. Genouville, un réflexe domestiqué, c'est-à-dire un réflexe de nature automatique acquis par l'éducation.

Cette contraction inconsciente du sphincter ne se produit pas seulement au moment de la miction : on la voit aussi apparaître lorsqu'une contraction vésicale anormale survient en dehors des heures où nous avons l'habitude d'uriner. Si la contraction n'est pas trop forte la vessie empêchée de se vider se calme petit à petit et la miction est ainsi retardée. Il en est de même pendant la nuit lorsqu'une contraction vésicale se produit anormalement. Cette contraction est le fait d'un réflexe.

De quelle manière l'incontinence survient-elle?

Il se produit une miction anormale provenant d'un trouble dans le fonctionnement du sphincter externe.

1. Ce trouble peut résulter d'une atonie musculaire plus ou moins grande de ce sphincter, comme l'a si bien démontré le professeur Guyon. Cette atonie peut dépendre d'un retard plus ou moins prolongé dans le développement de cette région. Dans ces cas on peut voir l'incontinence se produire le jour aussi bien que la nuit.

2. Mais le plus souvent cette atonie résulte d'un trouble dans le réflexe produisant sa contraction. Ce réflexe se fait

mal, soit parce que le sphincter n'est pas encore arrivé à son complet développement, soit parce que les connexions sensitives réflexes entre la vessie et le cerveau sont encore imparfaites. Elles sont suffisantes pendant le jour, à cause de l'attention prêtée par le petit malade, mais deviennent insuffisantes pendant la nuit à cause du sommeil.

3. *Le sommeil* agit ici d'autant plus activement qu'il est en général très lourd.

Ce sommeil lourd rend les communications intercentrales beaucoup plus difficiles, et donne aux centres médullaires une autonomie plus ou moins accentuée. En effet, pendant le sommeil, les centres médullaires sont d'autant plus privés des actions inhibitrices et frénatrices qui partent du cerveau que le sommeil est plus lourd. Le réflexe mictionnel se fait très facilement et sous l'influence de causes qui n'agiraient pas à l'état normal.

DIAGNOSTIC.

Avant de commencer le traitement, il faut se demander si c'est bien à une incontinence d'urine infantile que l'on a affaire.

1° Il faut d'abord éliminer toutes les polyuries et toutes les pollakiuries. Parmi les *polyuries* il faudra penser aux polyuries se produisant dans le diabète infantile et à la polyurie essentielle. Dans les *pollakiuries*, il n'y a pas à proprement parler incontinence pendant le jour, mais bien miction fréquente et impérieuse s'accompagnant quelquefois d'incontinence parce que le malade n'arrive pas à se retenir suffisamment; et si l'incontinence survient pendant la nuit, c'est parce que le malade ne se réveille pas à temps.

2° Il faut rechercher si l'incontinence n'est pas due à *une lésion congénitale*. Il peut y avoir abouchement anormal de l'uretère. L'écoulement se fait alors d'une manière continue. Cependant si l'abouchement se fait dans le vagin, l'écoulement n'est pas toujours continu et il peut se faire, surtout chez les petites filles, de véritables mictions vaginales.

Il peut y avoir encore d'autres vices de conformation qu'il faut quelquefois très attentivement rechercher dans les cas rebelles. Je citerai comme exemple les deux observations suivantes publiées par le professeur Albarran. Dans un cas il trouva une cystocèle vaginale au niveau de laquelle on constatait une absence congénitale de la couche musculaire du vagin et de la vessie. Dans le second cas il existait une adhérence anormale de la face postérieure de la vessie à la face antérieure de l'utérus.

3° Le diagnostic sera fait avec toutes les incontinences dues *à une lésion acquise des voies urinaires*, telle que cystite, corps étranger, tuberculose vésicale et tuberculose rénale au début (Bazy). Le cystoscope permettra de voir toujours dans ce dernier cas, une altération des orifices urétéraux, consistant en rougeur légère, agrandissement de l'orifice avec vascularisation périphérique (Desnos).

4° Il faudra encore penser aux *affections du système nerveux*, soit organiques (spina bifida, mal de Pott, myélites, tabès, maladie de Little), soit dynamiques, comme l'épilepsie, l'hystérie. Dans l'épilepsie l'attaque peut passer inaperçue et il faut bien rechercher si le malade s'est mordu la langue, si le lit a été défait, si le matin de l'incontinence l'enfant est abattu, fatigué, comme hébété. Le diagnostic devient très difficile lorsqu'on a affaire à une forme larvée de l'attaque.

Après que le diagnostic d'incontinence essentielle aura été établi, il faudra déterminer s'il n'y a pas une cause qui, incapable par elle-même de produire la maladie, ne facilite pas l'éclosion d'une affection jusque-là lente. Il faudra donc rechercher toutes les causes de pollakiurie et tous les réflexes pouvant exagérer l'irritabilité vésicale (oxyures, phimosis, vaginite, constipation).

Traitement électrique.

I. Dans la *forme avec atonie sphinctérienne* l'électricité a pour but de donner aux sphincters de la région membraneuse la tonicité qui leur manque et de rétablir l'équilibre normal dans les réflexes de la miction.

Pour cela il faut faire des applications locales soit internes, soit externes.

A. *Applications internes.*

a. *Électricité faradique.* — On fait l'électrisation localisée des sphincters comme l'a conseillé le professeur Guyon.

On se sert pour cela d'une série d'électrodes urétrales constituées par une tige conductrice souple, complètement isolée, portant soudée ou vissée à l'une de ses extrémités des olives métalliques de différentes grosseurs, légèrement renflées à leur extrémité adhérente, de manière à présenter une sorte de talon que l'on puisse bien appliquer contre la partie de l'urètre membraneux regardant la vessie (fig. 25). L'olive, parfaitement aseptique, et plongée dans de l'huile stérilisée, est doucement introduite jusqu'à l'urètre prostatique. On la retire ensuite petit à petit, jusqu'à ce que sa partie renflée s'applique exactement sur le bord prostatique du sphincter. La grosseur de l'olive doit être bien proportionnée au calibre de l'urètre. L'extrémité libre de la tige est mise en communication avec un fil conducteur relié au pôle négatif d'un appareil d'induction. L'électrode indifférente doit être constituée par une large plaque métallique, séparée de la peau par une couche d'ouate hydrophile mouillée avec de l'eau tiède légèrement salée. Elle doit être appliquée soit sur la région abdominale antérieure soit sur la région dorso-lombaire.

Il faut choisir de préférence les courants induits de la bobine à gros fil. Ces courants agissent en effet beaucoup mieux sur la contractilité musculaire. Les intermittences

doivent être lentes, de deux à trois par seconde, de manière
à ne pas tétaniser le muscle. Le courant doit être d'une
intensité suffisante pour faire contracter les muscles périnéaux ; en tout cas il faudra toujours
donner une intensité facilement supportée par le petit malade.

Les séances doivent être faites au
début tous les jours ou tout au moins
trois fois par semaine. La durée ne
dépassera pas cinq à six minutes.

Cette faradisation augmente d'a-
bord *la sensibilité du sphincter*. De
plus elle a une action manifeste sur
la nutrition du muscle. M. Debedat,
comme nous l'avons vu plus haut, a
fait sur ce point des expériences concluantes. En effet des muscles de lapin électrisés ont augmenté sensible-
ment de volume au bout d'un certain
nombre de séances. La faradisation
avec des courants tétanisants, c'est-
à-dire trop rapides, est mauvaise, car
elle peut fatiguer inutilement des muscles déjà déficients.

b. *Les courants sinusoïdaux* seront
employés avec beaucoup de fruit. Ils
ont en effet l'avantage de faire contracter aussi le sphincter lisse de la
région membraneuse, sphincter qui
borde en dedans le sphincter strié.

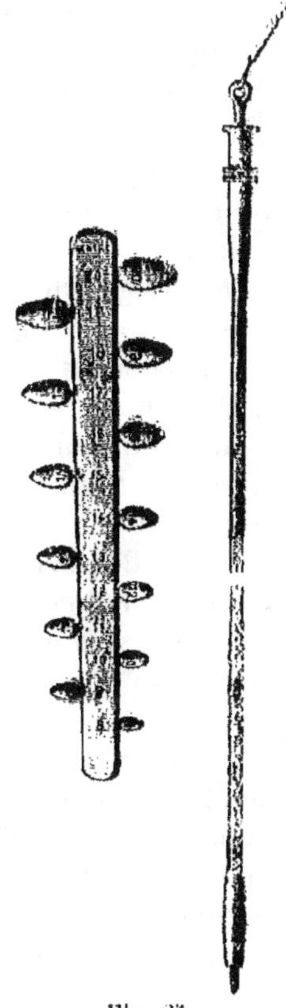

Fig. 23.

c. *Les courants galvaniques* en ap-
plication interne ne sont pas d'un emploi courant en raison du danger d'escarres pouvant se produire au contact
des électrodes métalliques. Ce procédé doit surtout être
pratiqué chez les petites filles. Il faut prendre un courant

d'intensité faible (deux à trois milliampères pour une électrode de Guyon correspondant au quarante béniqué). Le courant ne passera pas d'une manière continue, mais bien sous forme d'ondes, et on fera, soit à la main, soit au moyen d'un métronome, des séries d'interruption rythmées. L'instrument devra être changé plusieurs fois de place pendant la séance et cette dernière ne durera pas plus de quatre à cinq minutes.

d. On peut aussi employer chez les petites filles, le courant *galvano-faradique*. On introduit dans l'urètre, soit l'électrode de Guyon, soit une électrode cylindrique métallique longue de 3 à 4 centimètres, portée sur un manche isolant et d'un diamètre s'adaptant à l'urètre de la malade. On fait passer un courant galvano-faradique, le courant galvanique ayant un et demi à deux milliampères, et le courant faradique ayant 4 ou 5 intermittences par seconde avec une intensité modérée. Il vaut mieux prendre la bobine à gros fil.

e. M. Bordier remplace la faradisation par *la franklinisation hertzienne* (courants de Morton). On accroche aux deux pôles d'une machine statique (fig. 24) les armatures internes de deux bouteilles de Leyde à capacité bien appropriée (faible capacité). Les armatures externes sont mises en communication l'une avec la terre, l'autre avec un conducteur mis en relation avec une sonde isolée à bout métallique introduite dans le canal de l'urètre comme dans la méthode de Guyon. Le malade est placé sur une chaise longue non isolée.

Lorsque tout est prêt, on met la machine en marche et on rapproche l'une de l'autre les armatures internes de manière à produire sept à dix étincelles par seconde : on y arrive en faisant marcher l'appareil plus ou moins vite et en écartant plus ou moins les pôles de la machine. A chaque étincelle une contraction énergique périnéale se produit et il y a autant de contractions du sphincter qu'il y a d'étincelles. Au moment où chaque étincelle éclate il y a un courant de haute fréquence qui parcourt le malade et peut agir sur son état général. Chaque séance doit durer de cinq à six minutes. Il est bon de faire deux séances par jour pendant les deux ou trois premiers jours, puis une par jour. Le traitement n'est nullement douloureux pourvu que les condensateurs soient bien choisis : il ne faut pas en effet que leur capacité soit trop grande, car la contraction serait trop énergique.

B. *Applications externes.*

Chez les petits enfants et les adultes à canal trop sensible on éprouve quelquefois de la difficulté à se servir de l'olive intra-urétrale. D'ailleurs les parents ne donnent pas toujours l'autorisation d'appliquer ce mode de traitement.

Dans ce cas il convient de pratiquer l'électrisation localisée en agissant sur la région membraneuse, non pas directement, mais en appliquant l'électrode active au niveau de la partie postérieure du périnée, en avant de l'anus.

Cette électrode consiste en un tampon circulaire de 2 à 3 centimètres de diamètre, recouvert d'un tissu hydrophile mouillé avec de l'eau tiède légèrement salée.

On peut utiliser les *courants faradiques*, avec la bobine à gros fil et des intermittences lentes. Ou bien les *courants galvaniques*. Ces courants offriront ici moins de danger et on pourra employer des courants de 8 à 10 milliampères en faisant soit des ondes, soit des renversements ou des interruptions fréquentes.

Cette méthode m'a donné d'excellents résultats, et je n'introduis l'électrode de Guyon que dans les cas rebelles.

Les courants *galvano-faradiques* pourront aussi être employés de même que les courants sinusoïdaux, et les courants de Morton.

On peut aussi électriser le plexus hypogastrique en enfonçant le plus profondément possible deux tampons mouillés dans les 2 fosses iliaques droite et gauche.

Chez les petites filles les applications peuvent être faites de la manière suivante : on peut appliquer sur la vulve un tampon mouillé, en relation avec l'électrode active ; ou bien introduire dans le vagin une électrode en charbon d'Apostoli, directement appliquée contre la paroi du vagin correspondant à l'urètre.

En même temps que l'électrisation sphinctérienne localisée médiate ou immédiate, j'agis sur le sphincter de la région membraneuse d'une *manière réflexe* en électrisant les régions périnéale, abdominale antérieure et latérale, les régions lombaires et la partie supérieure des cuisses avec un courant faradique à fil fin et à intermittence rapide. On peut aussi remplacer le courant faradique par les étincelles statiques. On met le malade sur le tabouret électrique et on applique des étincelles sur les régions lombaire et abdominale antérieure.

II. *Forme avec irritabilité vésicale*. Dans le cas d'*hyperexcitabilité vésicale*, il faudra mettre le pôle positif sur le périnée et faire passer un courant de huit à dix milliampères sans interruption pendant trois à quatre minutes. On applique alors sur la région lombaire une grande électrode négative et sur le périnée une électrode positive formée par un tampon de six centimètres de diamètre, recouvert d'un tissu hydrophile épais et bien mouillé de façon à ce que le courant passe également sur toute la surface électrisée.

M. Weill préconise dans ces cas des courants intenses avec le pôle négatif sur la région lombaire et un pôle positif bifurqué et formé par deux électrodes placées l'une à la partie inférieure du ventre, l'autre sur le périnée. Les électrodes sont formées de grandes plaques recouvertes d'un tissu hydrophile bien humecté d'eau tiède salée. Il fait passer ainsi un courant pouvant aller de 40 à 60 milliampères suivant la dimension des plaques. Séances de 30 à 40 minutes tous les deux jours.

J'ai donné assez souvent, dans le cas d'hyperexcitabilité vésicale des *courants de haute fréquence* avec l'électrode nue de Doumer placée dans le vagin chez la femme et le rectum chez l'homme. L'électrode condensatrice d'Oudin serait préférable dans le cas d'incontinence par atonie sphinctérienne.

On peut aussi chez les mêmes malades faire de *l'ionisation soit salicylée soit cocaïnique*, surtout lorsqu'il y a pendant le jour une pollakiurie intense. Nous en étudierons plus tard la technique.

Quel est le résultat du traitement électrique?

J'ai eu l'occasion de traiter un grand nombre d'incontinences nocturnes et l'électricité a agi plus ou moins favorablement dans environ 85 pour cent des cas électrisés. La guérison a été observée dans 55 pour cent des observations. Quelquefois le résultat a été très rapide et dès la première séance la guérison était pour ainsi dire obtenue. C'était surtout dans ces cas d'incontinence observés chez les garçons, après dix ans et dans la forme atonique. Mais la guérison n'est pas toujours survenue aussi rapidement. Il faut habituellement dix à quinze séances et, s'il n'y a pas de résultats appréciables, il faut laisser reposer le malade pendant deux mois puis recommencer une nouvelle série. Dans plusieurs cas de guérison des récidives se sont produites, mais ont cédé très rapidement.

Dans 30 pour cent des cas traités, je n'ai pu obtenir qu'une amélioration plus ou moins grande et le malade a quitté le traitement avant la guérison complète.

Quinze pour cent des malades n'ont obtenu aucune amélioration, malgré un nombre suffisant de séances. Les insuccès ont été surtout observés chez les petits enfants, chez quelques jeunes filles et dans quelques cas d'incontinence avec irritabilité vésicale très augmentée le jour comme la nuit. Mais, dans le cas d'insuccès il ne faut pas désespérer et conclure à l'incurabilité de l'affection. J'ai pu observer un jeune homme que j'avais électrisé pendant trois mois sans aucun succès. Il revint à Necker quatre ans après et guérit très rapidement après avoir recommencé le même traitement.

c. *De la spermatorrhée.*

La spermatorrhée est caractérisée par une émission de sperme produite en dehors des rapports conjugaux. Cette maladie a été surtout bien étudiée d'abord par un médecin de Montpellier, Lallemand. La description qu'il fait de cette maladie contient de très bonnes choses mais il y a plusieurs erreurs.

D'abord il fait toutes les spermatorrhées tributaires d'une urétrite postérieure; de là son fameux traitement par les cautérisations de l'urètre postérieur avec du nitrate d'argent qu'il préconisait dans tous les cas.

De plus, il attribuait aux pertes séminales tous les troubles observés chez ses malades et, si on se fiait à ses descriptions, la spermatorrhée serait la pire des maladies, car elle conduirait à l'ataxie, la consomption, la folie, et bien d'autres maladies.

La question a été mise au point surtout par Trousseau, M. le professeur Guyon et Malécot.

Il existe bien en effet des spermatorrhées symptomatiques d'une urétrite postérieure, mais il existe aussi des spermatorrhées qui sont non la cause, mais le symptôme d'une maladie des centres nerveux, telles que l'ataxie locomotrice, la paralysie générale. Enfin il existe des spermatorrhées *sine materia* et d'origine purement neurasthénique, et ces dernières spermatorrhées n'aboutissent jamais aux désastres effrayants décrits par Lallemand. On peut même dire qu'un grand nombre de phénomènes généraux observés dans cette dernière forme de sperma‑torrhée sont le fait, non des pertes séminales éprouvées par le malade, mais de l'état neurasthénique lui-même.

Au point de vue clinique il faut d'abord éliminer une variété de *spermatorrhée* que l'on pourrait appeler *physio‑logique.*

En effet, à l'état normal on peut, dans certains cas, observer des pertes séminales n'ayant aucun caractère pathologique.

1. Elles peuvent se produire *pendant la nuit* chez des hommes robustes et continents. Elle n'ont rien de patholo‑gique, et sont même utiles lorsqu'elles se produisent à des intervalles suffisamment éloignés. Trousseau fait cependant remarquer avec raison « que les pollutions nocturnes chez « les individus bien portants et chastes sont beaucoup plus « rares qu'on ne le croit communément. Un homme, même « très vigoureux, qui n'a aucun rapport avec les femmes, « peut rester des mois entiers sans avoir de pollutions, et « en général, si ce n'est peut être dans la première jeu‑ « nesse, ces accidents ne doivent avoir lieu que très rare‑ « ment. S'ils se répètent tous les mois, et à plus forte « raison tous les quinze jours, bien que la perte de semence « ait lieu moins fréquemment que cela n'arrive chez les « hommes adultes qui usent sobrement du coït, cependant « cela n'est pas sans inconvénient. Cette spermatorrhée « doit être considérée comme pathologique. »

On peut, avec Malécot, rapprocher de ces pollutions nocturnes, les cas d'éjaculation sans coït qui se produisent chez certains hommes continents dès que se développe quelque idée lascive ou qu'il y a simple contact. Il se produit alors une variété d'impuissance dont nous aurons plus tard à reparler.

2. Les pertes séminales peuvent se produire pendant la *défécation* chez les sujets continents plus ou moins constipés, à la suite d'efforts plus ou moins violents. Elles résultent des contractions musculaires du releveur de l'anus qui, en ramenant brusquement et énergiquement en haut le sphincter et la portion correspondante du rectum, concourent à comprimer les vésicules séminales contre la vessie. C'est là un simple phénomène mécanique sans importance pourvu qu'il ne se reproduise qu'à de rares intervalles.

3. Il en est de même des pertes séminales se produisant *pendant la miction* après une continence prolongée. Cette émission de sperme survient surtout à la fin de la miction, lors des contractions périnéales qui déterminent le coup de piston.

En dehors de ces cas de spermatorrhée dite physiologique, et, si nous éliminons certains cas assez rares, où la spermatorrhée paraît due à une sécrétion abondante anormale de sperme, et peut être comparée à la polyurie, nous voyons que cette affection peut reconnaître deux mécanismes principaux.

1. Ou bien il y a *atonie* des canaux excréteurs, surtout du sphincter situé au niveau de l'orifice des canaux éjaculateurs dans l'urètre.

2. Ou bien il y a *irritabilité augmentée* des éléments neuro-musculaires des voies d'excrétion spermatique.

Dans le premier cas, la sortie du sperme peut se produire après la miction, au moment du coup de piston urétral, et pendant le coup de piston abdominal. Le plus souvent elle se produit au moment de la défécation.

Dans le second cas, la spermatorrhée se produit surtout pendant la nuit et s'accompagne de rêves plus ou moins libidineux.

Ces deux formes ne sont en quelque sorte que l'exagération de ce qui peut se produire à l'état normal.

Quelles sont les causes produisant la spermatorrhée ?

L'émission pathologique du sperme peut être due soit à une cause locale, soit à une altération du système nerveux.

La première forme fait partie surtout du domaine du chirurgien et doit être traitée par des moyens appropriés. Il peut y avoir, en effet, soit des lésions inflammatoires, tuberculeuses des vésicules, soit des lésions de la prostate et surtout de l'urètre postérieur sur lesquelles nous n'avons pas à insister ici.

Parmi les spermatorrhées du second groupe, il faut distinguer d'abord celles qui sont liées à une affection organique du système nerveux cérébro-spinal, telles que myélite chronique, ataxie locomotrice, paralysie générale. Dans ces cas la spermatorrhée est évidemment liée à l'évolution de la maladie primitive. Les formes avec irritabilité exagérée sont surtout fréquentes au début : la première période de la sclérose des centres est surtout une période irritative ou d'exaltation fonctionnelle. Quand la sclérose a détruit le centre génital, la spermatorrhée peut disparaître.

Au lieu de reconnaître une affection organique, la spermatorrhée peut être liée à une *altération purement dynamique du système nerveux*. Cette forme s'observe surtout *chez les neurasthéniques* et se produit aussi suivant les deux mécanismes signalés plus haut, c'est-à-dire la forme atonique et la forme avec hyperexcitabilité. Souvent ces deux formes sont réunies et le malade présente en même temps des pollutions nocturnes et des pertes séminales diurnes. Il n'est pas rare, en effet, de voir, chez les neurasthéniques, les phénomènes d'hyperexcitabilité coïncider avec les phénomènes d'atonie.

Par quels symptômes la spermatorrhée se manifeste-t-elle ?

Le début est très variable. Lorsque la spermatorrhée succède à une lésion des voies génito-urinaires, elle affecte surtout la forme atonique et se produit rarement brusquement. Ce n'est que petit à petit que l'affection se manifeste. Dans les maladies du système nerveux de nature organique, elle apparaît surtout au début. Il en est d'ailleurs de même des maladies vésicales de même nature.

Chez les neurasthéniques, elle apparaît le plus souvent au moment de la puberté. Elle peut se produire d'une manière spontanée, surtout chez les sujets qui ont déjà eu étant jeunes de l'incontinence nocturne d'urine. Mais le plus souvent elle apparaît soit à la suite d'excès vénériens, soit à la suite de dépressions morales plus ou moins vives.

Nous avons vu que la spermatorrhée affectait habituellement deux formes : une atonique, se produisant surtout le jour au moment de la défécation ou à la fin de la miction ; l'autre de nature irritative, se produisant surtout la nuit et accompagnée de rêves plus ou moins libidineux. Il convient de faire remarquer ici que le plus souvent ce ne sont pas les rêves qui produisent la spermatorrhée. Les rêves sont plutôt le résultat de l'excitation des centres produisant en même temps le rêve et l'éjaculation. Dans les spermatorrhées graves, l'excitation des centres génitaux suffit seule pour provoquer la spermatorrhée sans qu'il y ait rêve, c'est-à-dire retentissement du centre bulbo-médullaire sur le centre psychique.

Lorsque les pertes sont peu fréquentes, l'état général n'est pas affecté. Il n'en est pas de même lorsque les pertes deviennent très fréquentes : elles peuvent en effet survenir non seulement toutes les nuits, mais même quelquefois plusieurs fois par nuit. Les malades sont alors plus ou moins fatigués au réveil, ont de la céphalalgie, de la rachialgie, une sorte d'abattement qui peut durer une partie de la journée.

Ces phénomènes peuvent être dus à une perte abondante de liqueur séminale. Mais le plus souvent il faut rendre responsable de cet état de fatigue, l'excitation anormale du système nerveux qui, en même tant que l'émission de sperme, a produit d'autres excitations réflexes agissant d'une façon fâcheuse sur l'économie; car très souvent on voit une perte minime, et, même dans quelques cas en quelque sorte avortée, produire un état de fatigue considérable au réveil. D'ailleurs on sait que l'émission du sperme produite par la masturbation ou d'autres excitations anormales, fatigue beaucoup plus que le coït normal : ce dernier au lieu de fatiguer, produit le plus souvent un état de bien-être général. Les réflexes généraux suivant l'excitation génitale ne sont pas les mêmes.

Il se produit souvent des troubles digestifs; le malade devient dyspeptique et cela d'autant plus facilement que le spermatorrhéique est le plus souvent constipé.

L'état général peut alors s'altérer : le malade maigrit, prend un teint pâle et terreux et perd son énergie. L'état psychique du malade devient mauvais : il se tourmente, devient hypocondriaque et se croit atteint des maladies les plus graves. Cet état ne fait qu'augmenter l'état neurasthénique et partant la spermatorrhée : il se forme ainsi un cercle vicieux qui augmente les effets et la cause.

Habituellement des phénomènes *d'impuissance* accompagnent la spermatorrhée. A un premier degré se placent les éjaculations hâtives, avant que l'érection soit complète, ou à une époque peu éloignée de l'établissement de l'érection.

A un degré plus prononcé, on observe un manque d'érection plus ou moins complet avec inappétence absolue. Souvent l'érection ne se produit que dans les corps caverneux et n'est pas accompagnée de l'érection du gland.

11

Diagnostic.

A. Y a-t-il spermatorrhée ?

Il faut d'abord se prémunir contre la spermatorrhée imaginaire que l'on rencontre souvent chez les neurasthéniques plus ou moins hypocondriaques, et qui concentrent souvent leur attention sur l'appareil génito-urinaire. Ces hypocondriaques ont été bien décrits par Malécot. « Les uns, en s'éveillant le matin, alors que la verge est en état de demi-érection et de turgescence physiologique que provoque la réplétion de la vessie, découvrent avec étonnement qu'il s'écoule de l'urètre une goutte d'un liquide clair, filant, comparable à du blanc d'œuf. D'autres ont eu une blennorrhagie ; ils sont guéris, mais la moindre sensation anormale, la plus légère douleur en urinant, éveille aussitôt leurs craintes. Ils examinent attentivement leur urine, considèrent anxieusement le plus petit filament, s'inquiètent d'un léger nuage, du moindre dépôt, d'une décomposition rapide ou d'un changement de couleur. Ils analysent minutieusement leurs moindres sensations. Tout mucus urétral est considéré comme un écoulement de sperme et toute sensation subjective est rapportée à l'action débilitante des pertes séminales. Ils pensent à la spermatorrhée passive de nature atonique, à ce fameux écoulement insensible du sperme décrit par Lallemand. »

La spermatorrhée doit être bien distinguée de toutes les sécrétions qui s'ajoutent habituellement au sperme ; ces sécrétions peuvent être en effet à un moment donné exagérées et s'écouler au dehors sans participation de sperme. Une règle générale qu'on ne doit pas oublier, c'est que l'on ne peut conclure à la spermatorrhée que lorsqu'on a constaté la présence indéniable de spermatozoïdes dans les liquides examinés. Il faut nécessairement éviter dans cette recherche, de prendre les urines émises après un coït.

On a pris pour du sperme :

1° L'hypersécrétion *des glandes de Cooper*. Cette sécrétion se compose d'un liquide filant, visqueux, complètement hyalin et transparent, sans odeur et ne renfermant aucun élément anatomique.

2° Le liquide formé par les *glandes de Littré* n'est pas visqueux : il renferme une grande quantité de cellules épithéliales venant de l'urètre, des leucocytes qui le colorent en gris.

3° Il n'y a point à l'état normal d'écoulement de liquide prostatique pouvant être confondu avec un écoulement de sperme. Mais la prostatite chronique peut amener une hyper-sécrétion glandulaire. Le liquide prostatique s'accumule alors en arrière du sphincter membraneux et est rejeté sous forme de petites éjaculations tantôt pendant les efforts de défécation, tantôt spontanément et par intermittences.

C'est un liquide alcalin, inodore, de couleur laiteuse ou opaline prononcée, tenant en suspension de très fines granulations et gouttelettes graisseuses et d'abondantes cellules épithéliales. Très souvent on trouve dans la sécrétion les éléments du pus provenant de l'inflammation du tissu prostatique. Il faut penser aussi aux suppurations prostatiques chroniques.

4° Dans l'urétrite chronique postérieure, le pus sécrété par la muqueuse enflammée s'accumule en arrière du sphincter de l'urètre membraneux et peut aussi être éliminé sous forme de petites éjaculations : le liquide est le plus souvent jaunâtre et contient de nombreux leucocytes.

5° Dans le cas de *cystite chronique*, soit seule, soit compliquant l'urétrite postérieure, on trouve une coloration blanchâtre des dernières gouttes d'urine. Cette sécrétion due à du pus et à des sels phosphatiques, pourrait faire croire à de la spermatorrhée.

B. Quand le diagnostic aura été bien établi, il faudra rechercher s'il existe une cause locale.

La première chose à faire, c'est d'examiner l'urètre postérieur, et de voir s'il existe de l'urétrite, par l'examen endoscopique. Il faudra rechercher s'il ne faut pas incriminer une vésiculite ou une tuberculose de la vésicule.

Lorsque le diagnostic de spermatorrhée d'origine neurasthénique sera bien établi, il faudra rechercher quelle est la cause prochaine de l'affection.

La spermatorrhée pourra, en effet, être pour ainsi dire idiopathique et ressembler à l'incontinence nocturne d'urine. Cette dernière a d'ailleurs souvent existé dans la première jeunesse du malade.

La spermatorrhée pourra aussi se produire sous l'influence d'une lésion légère de l'urètre postérieur, incapable par elle-même de produire la maladie, mais agissant parce que le sujet est prédisposé.

La spermatorrhée peut être encore d'origine réflexe, comme dans le cas de prépuce trop long, d'herpès préputial, d'eczéma des bourses ou du périnée, d'intertrigo anal, de fissure à l'anus, etc.

Enfin, il faut signaler une spermatorrhée par habitude. En effet le malade a quelquefois souffert auparavant d'une urétrite postérieure ayant déterminé de la spermatorrhée. L'urétrite postérieure guérie, la spermatorrhée peut persister par habitude. Il en est de même de la spermatorrhée succédant à des excès vénériens ou à de l'onanisme.

Quel traitement devra-t-on employer?

Avant les travaux de Lallemand, la spermatorrhée était traitée sans méthode et avec des moyens tout à fait empiriques. Lallemand le premier, imbu de cette idée que la spermatorrhée dépendait d'un état inflammatoire de l'urètre prostatique, préconisa d'une manière un peu exclusive la cautérisation du canal de l'urètre au niveau de sa portion prostatique de façon à toucher le verumontanum, près duquel s'ouvrent les canaux éjaculateurs. Il espérait ainsi modifier les surfaces muqueuses, siège de cette inflammation.

Cette méthode réussit très bien lorsque la spermatorrhée a pour cause une urétrite postérieure. M. le professeur Guyon l'a adoptée pour ces cas, et préconise les cautérisations au nitrate d'argent. Je n'ai pas à entrer ici dans le détail de l'opération.

Mais toutes les spermatorrhées n'ont pas cette origine et Lallemand avait trop généralisé sa théorie et sa méthode.

Nous avons vu que la spermatorrhée pouvait reconnaître aussi pour cause, soit une affection organique du système nerveux, soit une origine neurasthénique. Dans ces cas le traitement spécial à l'affection causale doit être employé d'abord. Quant au traitement symptomatique de la spermatorrhée en elle-même, il faudra recourir soit à des moyens internes, soit à des moyens externes.

Nous avons vu qu'il faut distinguer une spermatorrhée spasmodique et une spermatorrhée atonique.

1. *Dans le premier cas* on a employé la belladone, de la même manière que dans l'incontinence nocturne d'urine. La belladone exerce une double action, car elle agit non seulement sur l'état local, mais aussi sur le système nerveux tout entier. Cette influence est d'ailleurs pleinement démontrée dans le traitement de l'épilepsie.

Comme moyens externes, on peut appliquer sur la région rachidienne des ventouses sèches ou même scarifiées, ou des pointes de feu répétées tous les huit jours.

L'hydrothérapie rendra aussi d'importants services : il faut plutôt dans le cas d'hyperexcitabilité faire surtout usage de bains de siège aussi chauds que possible, comme le conseillait Trousseau, ou d'applications de sachets de sable chaud sur le périnée. Au début, il peut y avoir exagération de la spermatorrhée, exagération qui fait bientôt place à une sédation marquée.

Enfin on pourra faire usage du *traitement électrique*. Nous nous occuperons plus loin de ce mode de traitement.

2. Lorsque la spermatorrhée est liée à un état d'atonie des voies d'excrétion génitale, on devra faire usage de préparations de strychnine ou de noix vomique, les préparations données d'abord à faibles doses seront successivement et graduellement portées à une dose plus forte. Comme *hydrothérapie*, il faudra ici, au lieu de bains chauds, faire usage de bains froids, car le froid est un excitant énergique, pourvu qu'il soit bien appliqué. Les douches froides seront aussi indiquées : mais il faut que leur durée soit très courte : cinq à six secondes.

On a dans quelques cas préconisé la dilatation forcée de l'anus; enfin Trousseau a conseillé ce qu'il a appelé la compression de la prostate. L'appareil consiste en une sorte d'adaptation du bandage dont se servent les individus affectés d'hémorroïdes volumineuses pour maintenir leur tumeur hémorroïdaire. Cet appareil, dont vous trouverez la description dans les cliniques de Trousseau, était destiné à comprimer la prostate de façon à fermer les orifices des canaux éjaculateurs d'une manière mécanique. Cette pression suppléait au défaut de résistance que les conduits auraient dû opposer normalement au passage du sperme.

Traitement électrique. — Lorsque la spermatorrhée est due à un état local, il ne faut électriser que lorsque, après la guérison de la maladie primitive, l'écoulement involontaire du sperme persiste encore.

Dans le cas où la spermatorrhée est la conséquence d'une affection du système cérébro-spinal, l'électricité peut être employée avec succès lorsque l'affection est encore à son début. Plus tard le traitement devient moins efficace, mais c'est surtout dans la spermatorrhée d'origine neurasthénique, que l'électrothérapie devient active.

1. *Lorsqu'il y aura spermatorrhée par hyperexcitabilité,*

les applications locales internes dans l'urètre ne devront pas être pratiquées. Il vaut mieux agir sur la vésicule par le rectum en faisant soit de la galvanisation avec une électrode reliée au pôle positif d'un appareil galvanique, soit de la faradisation. L'électrode active devra être en charbon, aussi grande que possible. Si on emploie *le courant faradique* il faudra donner des intermittences lentes avec la bobine à gros fil, et une intensité très modérée. Si on choisit le *courant galvanique* il faudra faire avec le pôle positif des ondes très lentes, ne dépassant pas dans leur sommet 5 à 6 milliampères : il faut après 4 ou 5 ondes déplacer l'électrode.

On peut aussi faire *un électro-massage léger* de la prostate avec un faible courant galvanique positif, ou bien des applications de haute fréquence avec l'électrode nue de Doumer dans le rectum.

On peut en même temps agir sur les centres nerveux soit d'une manière directe, soit d'une manière réflexe.

Pour agir d'une manière directe, on fait passer le long de la moelle un courant galvanique descendant avec un pôle positif sur la région cervicale et un pôle négatif à la partie inférieure de la région sacrée.

Les électrodes doivent être larges, et l'intensité varie entre 10 à 15 milliampères pendant 7 à 8 minutes.

Pour agir d'une manière réflexe, on place une large électrode sur la région dorsale et au moyen d'un tampon mouillé placé sur le périnée, on fait passer un courant faradique à fil fin et intermittences rapides, mais avec une intensité très légère et à peine ressentie, le tampon peut aussi être placé sur la partie supérieure des cuisses, les parties latérales de l'abdomen, et d'une manière générale sur toutes les parties cutanées capables de provoquer le réflexe crémastérien.

2. Dans le cas *d'atonie* des voies spermatiques, il vaut mieux électriser directement les vésicules. Pour cela, la

grande plaque indifférente restant toujours au niveau des dernières vertèbres dorsales, on introduira dans le rectum une électrode en charbon d'Apostoli de grosseur moyenne (fig. 26), semblable à celles employées pour électriser l'u-térus, et on la mettra en rapport avec la face postérieure des vésicules séminales. On fera d'abord passer un courant fara-dique à intermittences lentes, en se ser-vant de préférence du courant fourni par la bobine à gros fil, ou bien de l'extra-courant. Le pôle négatif sera mis en rap-port avec l'électrode rectale.

On emploiera ensuite un courant galva-nique d'une intensité de dix à quinze mil-liampères. Il faut éviter dans ce cas de laisser passer le courant d'une manière continue : on doit au contraire faire des intermittences et des renversements fré-quents, et on changera à chaque série de huit à dix interruptions l'électrode de place pour empêcher la formation d'escarres. On peut aussi faire de l'électro-massage avec le petit appareil que j'ai fait construire par M. Gentile. Le courant est amené au moyen d'une plaque de platine très flexible, qui ne gêne en aucune sorte de massage digital. Cet appareil sera décrit plus tard.

Les courants de haute fréquence en ap-plication locale seront d'un grand secours.

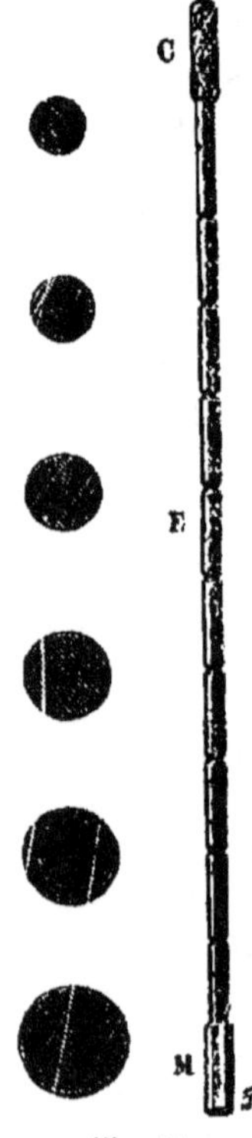

Fig. 26.

J'en ai retiré d'excellents bénéfices chez plusieurs malades. Il faut introduire dans le rectum soit l'électrode nue de Doumer, soit plutôt, l'électrode con-densatrice d'Oudin.

On peut aussi appliquer le long de la colonne verté-brale des étincelles de haute fréquence, de manière à produire une révulsion cutanée, pouvant agir par réflexe sur les centres génito-spinaux.

L'électrisation de l'urètre postérieur ne sera indiquée que s'il y a atonie très marquée, surtout lorsqu'il y a de fréquentes et abondantes émissions de sperme pendant la miction et la défécation. Pour cela on introduit une petite électrode olivaire en charbon dans l'urètre jusqu'au niveau du verumontanum et on excite les orifices des canaux éjaculateurs. Il n'est pas étonnant de voir l'électricité réussir si bien dans la spermatorrhée d'origine neurasthénique, car on peut, avec M. le professeur Guyon, comparer cette dernière maladie à l'incontinence nocturne d'urine, dans laquelle l'électrisation localisée donne de si bons résultats.

Il va sans dire qu'en même temps que le traitement local, on devra instituer un traitement général consistant en hydrothérapie, électrisation générale par les courants statiques et de haute fréquence.

LEÇON VIII

B. — Affections organiques.

Nous nous occuperons maintenant, non plus des affections nerveuses, où la lésion n'est que secondaire, si elle existe, et peut même être complètement absente, mais des affections organiques des organes génito-urinaires. Ici la lésion est réelle, et c'est elle-même que nous chercherons à guérir.

En plus des divers courants que nous avons étudiés, et dont quelques-uns seront plus spécialement appliqués, comme l'ionisation et la haute fréquence, nous utiliserons la radiothérapie sous forme de rayons X et de radium.

Je crois utile, avant de commencer, de revenir sur les phénomènes d'ionisation et de les étudier plus en détail.

Ionisation.

L'ionisation prend une part de plus en plus grande en thérapeutique et j'exposerai en peu de mots, mais le plus complètement possible, en quoi elle consiste.

Lorsqu'on met un sel soluble en contact avec l'eau, il se produit d'abord une dissolution du sel en quantité plus ou moins grande suivant la solubilité du sel. Il se produit ensuite une ionisation d'une partie du sel dissous.

L'ionisation consiste en ce fait que la molécule se décompose en ses deux parties constituantes, et chacune des deux parties prend le nom d'*ion*.

Par suite de leur ionisation ces particules acquièrent certaines propriétés.

1° Les ions jouissent d'une certaine liberté dans le liquide dissolvant. Au lieu d'être intimement liés entre eux, ils peuvent aller chacun de leur côté.

2° Ils présentent de plus la propriété de posséder une charge électrique, et des deux parties de la molécule, l'une prend la charge positive, l'autre la charge négative. De là deux sortes d'ions : *les ions négatifs et les ions positifs*.

Je trouve inutile de vous faire connaître la terminologie en usage dans l'ionisation et de vous expliquer ce qu'on entend par corps électropositifs, électronégatifs, anode, cathode, cathions, anions, etc. Cela ne servirait qu'à vous embrouiller et il suffit que vous sachiez que des deux parties de la molécule l'une prend la charge positive et l'autre la charge négative.

Prenons le chlorure de sodium, Na Cl. Si nous le dissolvons dans l'eau, une partie de ses molécules se désagrégera en ions Na et Cl.

Na sera chargé d'électricité positive et Cl d'électricité négative. Les charges positives étant égales aux charges négatives, le liquide restera à l'état neutre.

Ces éléments ainsi chargés d'électricité ne réagissent pas sur les corps voisins, et dans le chlorure de sodium, le chlore et le sodium n'attaqueront pas l'eau : la charge électrique qu'ils possèdent satisfait en quelque sorte leur affinité.

Quels sont les corps susceptibles de s'ioniser ?

Graham, s'appuyant sur le degré plus ou moins grand de force de diffusion des différents corps en dissolution dans l'eau, avait divisé les corps solubles en *colloïdes* et *cristalloïdes*.

Les *colloïdes*, comme les albumines solubles, l'amidon, le glycogène, les gommes ne sont pas susceptibles de s'ioniser.

Parmi les cristalloïdes (sels minéraux solubles, sucre, urée) seuls les électrolytes formés par les sels minéraux solubles (chlorure de sodium, salicylate de soude, sels d'alcaloïde, les acides et les bases) sont susceptibles de se séparer en leurs éléments constituants.

Vous avons vu que ces éléments restent en quelque sorte libres dans le liquide et ne sont pas étroitement unis entre eux. De plus, ils ne manifestent pas sur les corps environnants les propriétés qui les caractérisent.

Que se passera-t-il, lorsque nous mettrons le liquide contenant les molécules ionisées en communication avec les deux pôles d'un appareil galvanique ? Nous verrons alors se produire des phénomènes d'une autre nature.

Vous savez que l'électricité va du positif au négatif. Les corps en solution non ionisés peuvent être transportés dans ce sens, par exemple les cristalloïdes, les colloïdes et les électrolytes simplement dissous et dont les molécules n'ont pas été dissociées. Ce sont là les *effets cataphorétiques* du courant. Ce phénomène de transport est d'ailleurs très peu important.

Les molécules dissociées en ions, étant chargées d'électricité, n'obéiront pas à cette action directrice. Ils suivront seulement *la loi polaire*. Vous savez que les électricités de même sens se repoussent et que les électricités de sens contraire s'attirent. Eh bien, les ions positifs fuiront le pôle positif et seront attirés par le pôle négatif. Le contraire aura lieu pour les ions négatifs, ils fuiront le pôle négatif et se dirigeront vers le pôle positif.

Là, que va-t-il se produire ?

Les ions, tout comme dans l'électricité statique, se déchargent de leur électricité. Ils acquièrent alors de nouvelles propriétés, ou plutôt ils redeviennent actifs et manifestent la réaction qui leur est propre. Ce qui rendait les ions inactifs c'était leur charge électrique. C'est pour cela que le *sodium*, chargé d'électricité positive, ne décomposait pas l'eau : mais aussitôt que le sodium du chlorure de sodium s'est déchargé au contact de l'électrode négative, il décompose immédiatement l'eau qui l'entoure et forme de la soude en s'alliant à OH de H^2O : de l'H est mis alors en liberté. Nous avons donc au pôle négatif de la soude Na OH, et de l'H libre. Quand au *chlore* chargé négativement, aussitôt qu'il a touché l'électrode positive, il se décharge et, mis en possession de toute son activité, il décompose l'eau pour s'emparer de H et former de l'acide chlorhydrique. O est mis en liberté. Nous avons donc au pôle positif 2 CL H+O. On voit souvent se produire au pôle P des composés oxygénés du chlore, surtout de l'acide hypochloreux (Zimmern).

On peut en effet, au moyen du papier de tournesol, s'assurer que le pôle positif contient des acides et le pôle négatif des alcalis.

Prenons, par exemple, une cuve remplie d'une solution de sel marin. Si on plonge dans cette cuve deux électrodes en platine reliées à une batterie galvanique, on verra le chlore apparaître au pôle positif sous forme d'acide chlorhydrique, et le sodium au pôle négatif sous forme de soude. Si au lieu de chlorure de sodium on prend du salicylate de soude, l'acide salicylique ira au pôle positif et de la soude se formera au pôle négatif. Ce sont ces acides et ces bases que l'on utilise soit pour les faire absorber par les tissus, soit pour produire des effets caustiques plus ou moins profonds.

Pour nous résumer, les métaux chargés d'électricité positive se dirigent vers le pôle négatif. Il en est de même des alcaloïdes. Les métalloïdes au contraire, chargés négativement, se dirigent vers le pôle positif.

Appliquons ces notions à la clinique.

D'après ce que nous venons de dire, on voit que le mot ionisation est mal choisi.

En effet, l'électricité ne produit pas d'ionisation : cette dernière se fait spontanément dans un liquide dans lequel on met un sel en solution.

L'électricité ne fait que diriger les ions déjà existants respectivement aux pôles + et —.

Le mot ionisation peut cependant être conservé, pourvu que l'on entende par cette dénomination non la production d'ions, mais le déplacement et la mise en liberté des ions déjà formés.

Pour produire l'ionisation on fait passer dans les tissus un courant de pile, autrement dit un courant galvanique.

Le corps humain peut être considéré comme formé par de l'eau contenant en dissolution diverses substances salines et organiques. Comme nous l'avons vu, les substances salines constituent seules les électrolytes, c'est-à-dire les substances sur lesquelles le courant pourra agir. Toutes les autres substances solubles, comme le sucre et l'urée, comme les solutions d'albumine, d'amidon, de glycogène (colloïdes) ne sont pas des électrolytes et le courant ne peut avoir sur elles qu'une action de vection (effet cataphorétique).

Parmi les sels, le chlorure de sodium est de beaucoup le plus abondant : les autres sont très rares. Il en résulte que *le corps humain peut être considéré comme un liquide électrolytique composé de chlorure de sodium à 4 ou 5 pour 1.000.*

Si, après avoir placé deux électrodes sur deux points de

sa surface nous faisons passer le courant, le chlorure de sodium sera décomposé et les produits de l'électrolyse obéissant à la loi polaire iront s'accumuler respectivement sur chacune des deux électrodes. Le chlore sur l'électrode positive et le sodium autour de l'électrode négative.

Quels sont les effets de l'ionisation?

En théorie tous les effets de l'électricité ne sont que des phénomènes de transport d'ions, car l'électricité ne peut traverser qu'un conducteur contenant des électrolytes.

Dans le phénomène appelé ionisation en médecine, on utilise les produits mis en liberté aux pôles, et on obtient :

a. *Effets caustiques*, soit brutaux, comme dans l'électrolyse linéaire, la brûlure des polypes de l'urètre, soit mitigés, comme dans l'électrolyse circulaire, la dilatation électrolytique où il se produit, en outre, des effets que nous apprendrons à connaître sous le nom de modificateurs, et produisant une sorte de sclérolyse.

b. *Introduction d'ions, soit locale*, comme dans la pénétration de sels de cuivre dans les métrites, d'acide salicylique dans les cystites, *soit générale* : on peut en effet introduire par voie cutanée dans l'organisme de l'iode ou d'autres médicaments.

Comment appliquer le courant?

Il faut d'abord un matériel électrique qui consistera en une batterie galvanique de vingt-quatre éléments au minimum, avec collecteur, permettant de prendre les éléments un à un et un galvanomètre apériodique pouvant mesurer de 0 à 50 milliampères.

Les deux pôles de la batterie seront reliés au corps du malade par deux cordons fixés respectivement l'un à une grande plaque métallique recouverte d'un tissu hydrophile mouillé. Cette plaque est appelée électrode indifférente.

L'autre cordon sera relié à l'électrode active : sa forme variera avec les diverses applications.

Il faut distinguer deux sortes d'électrodes.

1. *Les électrodes nues*, c'est-à-dire appliquées directement sur le corps.

2. *Les électrodes électrolytiques*, c'est-à-dire plongées au milieu d'un liquide approprié qui les sépare du corps.

1. *Électrodes nues.*

Elles peuvent être en platine, zinc, cuivre ou argent.

Elles sont utilisées surtout dans les rétrécissements, les urétrites, les métrites.

Par suite du passage du courant trois effets successifs vont se produire.

A. *Effets primaires*, nous les connaissons déjà. Si l'électrode active est positive, *Cl* tendra à s'accumuler à son niveau et si elle est négative elle sera entourée par *Na* : c'est là ce qu'on peut appeler *l'effet primaire*.

B. Ces produits ayant au niveau des pôles perdu leur charge électrique, Cl ou Na suivant le pôle attaqueront les tissus.

Au *pôle positif* nous aurons :

$$2\ Cl + H^2\ O\ (\text{des tissus}) = 2\ Cl\ H + O$$

Au *pôle négatif* nous aurons :

$$Na + H^2\ O\ (\text{des tissus}) = Na\ O\ H + H.$$

C'est là *l'effet secondaire* de l'électrolyse. Il y a formation d'un acide au pôle positif et d'une base au pôle négatif, nous avions déjà vu qu'il était facile de s'en assurer au moyen du papier de tournesol.

C. Les nouveaux produits agiront aux pôles sur les tissus eux-mêmes et pourront les détruire. Ce sont là les *effets tertiaires*, si bien décrit par M. Bergonié.

Ces effets doivent être étudiés au pôle négatif et au pôle positif.

1° Au *pôle négatif,* on observe deux phénomènes :

a. Nous voyons d'abord la soude agir comme caustique ; b. En outre cette soude est elle-même électrolysée. OH, négatif, ira dans les tissus et Na, positif, ira sur l'électrode. Arrivé au contact de l'électrode Na se déchargera de son électricité et ira de nouveau attaquer les tissus en s'emparant de OH pour former de la soude et en mettant H en liberté. L'électrode, quelle que soit sa nature, ne sera pas attaquée par les produits de l'électrolyse.

2. *Au pôle positif*. Nous voyons d'abord ClH attaquer les tissus. En outre il est électrolysé. Cl chargé négativement va sur l'électrode. Là, il se décharge et attaque les tissus pour reformer de l'acide chlorhydrique.

Nous avons vu qu'au pôle négatif Na et Na OH au contact de l'électrode métallique ne produisent aucun phénomène d'usure. Il n'en est pas de même au pôle positif.

Il convient de distinguer deux sortes d'électrodes : les électrodes *inattaquables* (charbon, platine) et les électrodes *attaquables*, encore appelées *solubles* (cuivre, argent, zinc). Ces dernières électrodes seront attaquées par les produits de l'électrolyse. Il se formera un chlorure ou un oxychlorure du métal employé.

Ce chlorure sera lui-même électrolysé, le chlore, négatif, se portera sur l'électrode positive, se déchargera, reformera de l'acide chlorhydrique aux dépens des tissus et un nouveau chlorure ou oxychlorure du métal attaqué se reformera, oxychlorure qui sera de nouveau électrolysé.

Quant au métal, il pénétrera dans les tissus et se dirigera vers le pôle positif. Mais il s'arrêtera en route et pourra agir par lui-même (zinc). Nous verrons que, d'après les expériences de Tuffier et Mauté, l'ion argent pourra pénétrer plus ou moins loin.

En résumé. Au pôle N, par suite des effets secondaires et tertiaires, il se produit une escarre par l'action d'une base. Au pôle positif on observe les mêmes effets par suite de la formation d'un acide. De plus, si l'électrode est soluble, il se produit un chlorure qui est lui-même décomposé et peut permettre à un métal comme l'argent, le le cuivre, le zinc, de pénétrer dans les tissus.

En dehors de ces effets caustiques, il se produit d'autres phénomènes que nous étudierons plus loin sous le nom *de péripolaires.*

2. *Electrodes électrolytiques.*

L'ionisation se produit ici par l'intermédiaire d'un liquide contenant le corps à ioniser. Le liquide peut être à l'état libre, comme dans le cas d'ionisation vésicale, ou bien emprisonné dans plusieurs doubles d'un tissu hydrophile. Ici il n'y a pas d'effet péripolaire (voir p. 181) à moins que la séance ne soit très longue, car l'électrode n'est pas appliquée directement sur la peau ou les muqueuses : elle en est séparée par la solution électrolytique, par exemple une solution de salicylate de sonde.

Nous avons ici surtout pour but de faire absorber certains médicaments, soit pour un traitement local, soit pour un traitement général (absorption d'iode). La peau et les muqueuses forment comme un second pôle vers lequel vont se précipiter les ions chargés d'une électricité semblable à celle du pôle mis en rapport avec le liquide.

Le pôle sera différent suivant qu'on voudra faire pénétrer le métal, chargé positivement ou les métalloïdes, chargés négativement. Dans le premier cas il faudra relier le liquide au pôle positif et dans le second cas au pôle négatif. En somme, sous l'anode (+) pénètrent les métaux, parmi lesquels il faut ranger l'H et les alcaloïdes. Sous la cathode (—) pénètrent les radicaux acides et les métalloïdes.

Lorsqu'on introduit dans les tissus un ion négatif, le métal de l'électrode peut être quelconque, car au niveau de ce métal vont s'accumuler les ions positifs (bases) qui sont sur lui sans effet.

Il n'en est pas de même si on introduit un ion positif.

Dans ce cas les ions négatifs (acides) dégagés au niveau du métal, peuvent agir sur lui. Il faudra donc mettre soit du platine, soit plutôt le métal de la solution que l'on électrolyse (argent si on électrolyse du nitrate d'argent) : la solution ne s'épuise pas, car du nitrate d'argent se reforme à mesure qu'il se décompose.

Il en est de même pour les solutions de sels de cuivre : l'électrode positive doit être en cuivre.

Quel est le titre des solutions que l'on devra employer ?

Le titre importe peu car, quelle que soit la concentration, il ne passera qu'une quantité de substance en rapport étroit avec le nombre de milliampères employés. Ainsi, un ampère traversant une solution de nitrate d'argent décompose 0,001.118 gr. d'argent par seconde. Il faut surtout éviter d'avoir des solutions caustiques : et si on utilise le sulfate de zinc, le nitrate d'argent, il faudra avoir des solutions à 1 et 2 pour mille. Si la substance n'est pas caustique comme le salicylate de soude on peut avoir une solution de 2 à 5 pour cent.

Pureté des solutions. Il ne doit pas y avoir d'ions étrangers à ceux que l'on veut introduire. La dissolution devra être faite avec de l'eau distillée et les électrodes devront être soigneusement lavées.

Quels seront les effets de l'ionisation au point de vue clinique ?

A. *Effets caustiques.* Ils sont le résultat des effets primaires, secondaires et tertiaires que nous avons déjà étudiés. Ils sont surtout utilisés dans l'électrolyse linéaire, la cautérisation des glandes urétrales par la galvano-caustique, le traitement des polypes de l'urètre.

En dehors de ces effets caustiques, il est d'autres phénomènes que nous devons étudier ici sous le nom de *péripolaires* et dont la compréhension est d'une importance capitale.

Les ions dégagés aux pôles ne restent pas limités aux environs de l'électrode lorsque cette dernière est en contact avec les tissus (électrode nue). Il se produit des phénomènes de diffusion polaire. Ainsi dans le traitement des rétrécissements par la méthode de Newmann ou de Desnos, le pôle négatif n'est pas exactement sur le béniqué ou l'olive, car la partie environnante de l'électrode peut être considérée, quoiqu'à un moindre degré, comme partie intégrante du pôle. Il en résulte que, lorsqu'une électrode négative est en contact avec les tissus, la soude pénètre plus ou moins profondément. Elle est d'abord caustique : puis, sa solution devenant de plus en plus étendue, elle ne produira plus que *des effets dits modificateurs*.

Elle ira modifier les tissus et produire une sorte de sclérolyse. Cette action est utilisée dans le traitement des rétrécissements de l'urètre (électrolyse circulaire) et dans la dilatation électrolytique de Desnos. Cette action ne peut guère se produire que dans le cas d'électrodes nues.

B. *Effets de pénétration.*

Leduc a prouvé d'une manière élégante la réalité de cette pénétration.

Deux lapins sont réunis par un conducteur électrique. Un des lapins est mis en relation avec une électrode renfermant une solution de sulfate de strychnine (+) et l'autre avec une solution de cyanure (—) de potassium ; rien ne se produit si on relie la strychnine au pôle négatif et le cyanure au pôle positif. Au contraire si on inverse les pôles, chaque lapin meurt avec les phénomènes d'intoxication caractérisant chacun des poisons mis en rapport avec lui. L'empoisonnement par simple absorption cutanée ne saurait être invoqué.

Jusqu'à quelle profondeur la substance peut-elle pénétrer?

Théoriquement la pénétration doit atteindre une profondeur d'autant plus grande que le courant est plus prolongé : mais pratiquement les couches superficielles de la peau et des muqueuses ne peuvent être dépassées à cause de la circulation sanguine qui absorbe les produits, et empêche qu'ils ne pénètrent plus loin.

Il faut cependant faire une exception pour l'ion zinc qui pénètre plus profondément, car il produit sur son passage des effets de coagulation.

Les glandes laissent passer plus facilement le courant que les parties cutanées ou muqueuses avoisinantes.

MM. Tuffier et Mauté ont fait les expériences suivantes sur les effets de pénétration d'ions.

Ils ionisent sur un lapin une solution à un pour cent de nitrate d'argent. Ils trouvent au microscope des particules d'argent porphyrisé entre les cellules polyédriques du corps muqueux et dans les cellules elles-mêmes, sous forme de fines granulations envahissant le protoplasma comme les granulations d'éléidine du stratum granulosum. Certaines cellules glandulaires en sont remplies. On en trouve des traces jusque dans les cellules superficielles du derme.

En somme l'ionisation a pour principaux effets :

1. *De faire absorber des ions.*

Soit localement, au niveau des muqueuses et de la peau. Soit dans le sang; le médicament est alors absorbé sous une forme chimique spéciale plus active.

2. De produire *des effets caustiques* :

Section chimique dans électrolyse linéaire.

3. *Et des effets modificateurs,* par suite de l'absorption péripolaire de l'acide chlorhydrique ou des bases à une dose non caustique (effet modificateur dans dilatation élec-

trolytique et dans électrolyse circulaire : sclérolyse de Leduc).

4. Souvent il y a action de l'électricité agissant comme excitatrice des fonctions neuro-musculaires et de la nutrition de l'organe.

LEÇON IX

B. — Affections organiques *(suite)*.

Nous allons maintenant étudier en particulier quels sont les résultats que peut nous donner l'électricité dans les diverses maladies organiques des organes génito-urinaires, en insistant sur les principales applications.

Nous prendrons chaque organe en particulier.

a. *Rein*.

L'électricité a été peu employée dans les maladies organiques du rein. Les *cancers du rein* pourraient cependant bénéficier d'un traitement radiothérapique. Il faut pour cela se servir d'un tube Coolidge, le seul qui puisse donner des rayons durs avec une grande densité.

Pour éviter l'altération de la peau, tout en ayant une intensité active suffisante, il convient de prendre trois portes d'entrée : antérieure, postérieure, et latérale.

La *tuberculose du rein* peut être traitée par des courants de haute fréquence. Il faut, dans ce cas, faire de l'effluvation intensive sur la face antérieure du rein avec une électrode appropriée fixée au pôle supérieur du résonnateur d'Oudin. Une grande plaque, réunie au pôle inférieur du même résonnateur est placée sur la face postérieure du rein

On pourrait aussi faire traverser le rein par des courants de diathermie.

Dans les cas de fistules rénales tardant à se fermer, on peut employer l'ionisation. On utilise dans ce cas l'ionisation d'un sel de zinc, chlorure de zinc, avec une électrode cylindrique en zinc que l'on choisit de la longueur et du diamètre de la fistule. On lave le trajet fistuleux avec une solution faible de chlorure de zinc, et on introduit l'électrode reliée ici au pôle positif. L'intensité doit être assez forte, en rapport avec la surface de l'électrode en contact avec la fistule, et avec le temps que l'on mettra à laisser passer le courant.

Il est bon de faire une légère cautérisation, et pour cela il faut, ainsi que l'ont démontré Desnos et Minet pour l'urètre, faire passer un courant supérieur à deux coulombs par centimètre carré d'électrode.

Vous savez qu'un coulomb, c'est un ampère passant pendant une seconde.

Ou bien 0,100 pendant 10 secondes.

ou 0,010 pendant 100 secondes.

ou 0,001 pendant 1.000 secondes c'est-à-dire pendant encore quinze minutes.

Pour donner une mesure pratique on peut dire qu'il faut de deux à trois milliampères par centimètre carré d'électrode pendant dix à quinze minutes. Il faut attendre au moins huit jours avant de recommencer. On refait alors une nouvelle séance et on attend le résultat. Soit dit en passant, ce traitement réussit très bien dans les fistules anales et les abcès tuberculeux : dans ce dernier cas l'électrode de zinc peut être entourée d'un tampon d'ouate hydrophile imprégné de la solution de zinc.

Il arrive assez souvent qu'après la néphrectomie le moignon de l'uretère reste très douloureux.

Nous avons essayé, avec le docteur Papin, soit de cautériser l'orifice urétéral avec des courants d'électro-coagulation, soit d'introduire dans le trajet inférieur du bout urétéral restant une électrode construite par Eynard et formée par une sonde urétérale entourée sur plusieurs centimètres d'une mince lame d'argent. Nous avons fait passer un courant destiné à détruire la muqueuse du bout urétéral.

Ce traitement est encore à l'état d'essai.

L'ionisation qui, comme nous le verrons réussit si bien dans le cas de cystite pourrait être essayée dans les cas de pyélite ou de pyélonéphrite.

b. *Vessie.*

1. *Cystites.* — Le meilleur traitement électrique consiste dans la pénétration de l'ion salicyle dans la muqueuse enflammée. L'ionisation est rarement utilisée dans les cystites aiguës : elle est surtout indiquée dans les cystites chroniques, surtout blennorrhagique, tuberculeuse et médicamenteuse.

Parmi les symptômes qui caractérisent cette maladie, c'est-à-dire la fréquence des mictions, la douleur et la présence de pus dans l'urine, les phénomènes douloureux sont ceux qui se calment le plus rapidement. Les mictions deviennent moins fréquentes, soit parce que, par suite de la diminution de l'excitabilité réflexe de la muqueuse, le réflexe de la miction se produit moins rapidement; soit parce que l'altération moindre de la muqueuse permet une capacité plus grande. Si la cystite est ancienne et les parois muqueuse et musculaire fortement altérées, la capacité vésicale reste longtemps faible.

La présence *du pus* dans l'urine disparaît en dernier lieu.

S'il y a *des hémorragies* elles cèdent assez facilement surtout dans les cystites tuberculeuses.

L'ionisation est un traitement de choix[1].

En effet tous les médicaments employés en lavage n'agissent que superficiellement et, à moins d'être très caustiques, ne dépassent pas la couche épithéliale de muqueuse ; et cela est surtout vrai pour la vessie qui, comme chacun le sait, a une puissance d'absorption à peu près nulle : une solution de strychnine injectée dans la vessie n'arrive pas

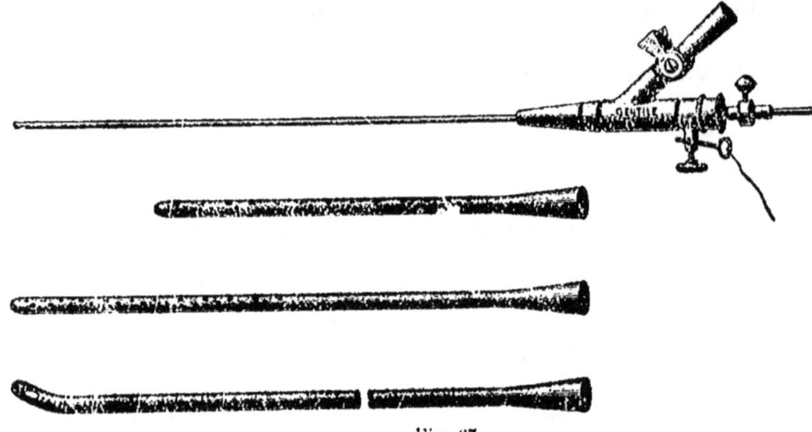

Fig. 27.

à tuer l'animal si l'urètre est lié et l'épithélium intact. Il n'en est pas de même dans l'ionisation, et si cette méthode est mauvaise pour faire pénétrer des médicaments dans des parties malades situées soit au-dessous de la peau, soit au-dessous de la muqueuse, à cause de l'absorption par les vaisseaux, elle devint précieuse lorsqu'on veut modifier l'épithélium et les parties avoisinantes par des médicaments non caustiques à la dose employée.

Pour appliquer l'ionisation vésicale, j'ai fait construire par M. Gentile l'instrument suivant (fig. 27).

1. D. Courtade. Traitement des cystites par l'ionisation intravésicale. *Association franç. d'urologie*, 1908.

Il se compose : 1° d'un mandrin formé par une tige en argent, cuivre, zinc, suivant le genre d'ionisation employé. Sa longueur varie suivant que l'on s'adresse à la vessie ou à l'urètre antérieur.

2° Le mandrin glisse à frottement doux dans un ajustage mobile portant une borne permettant de fixer un des fils de l'appareil galvanique ; une vis de pression placée à sa partie supérieure est destinée à fixer le mandrin dans la position voulue. La partie inférieure de l'ajustage mobile est terminée en cône de manière à s'adapter étroitement sur le pavillon de la sonde. Elle est largement évidée de

Fig. 28.

manière à laisser entre elle et le mandrin un espace libre qui est en communication avec un tube latéral muni d'un robinet.

Le liquide injecté dans ce tube ne peut refluer en haut et pénètre librement dans la sonde.

Les sondes destinées à l'ionisation vésicale, construites par M. Eynard, sont formées de sonde béquilles n° 20. La partie courbée est percée de deux orifices latéraux placés vis-à-vis, près de l'extrémité de la sonde (fig. 28). Cette modification est très utile. 1° D'abord elle permet d'ioniser des vessies de très petit calibre. Avec les sondes béquilles ordinaires, c'est-à-dire percées de deux trous situés l'un au-dessus de l'autre un des trous reste dans l'urètre si la vessie est très petite. 2° Il faut, en effet, que les deux yeux de la sonde soient tout à fait dans la vessie. Lorsque les deux yeux sont placés l'un au-dessus de l'autre, on n'est jamais sûr que les deux orifices sont dans la vessie : un des deux peut rester dans l'urètre et le courant, prenant à ce niveau une densité plus grande, peut brûler l'urètre. Avec la modification que j'ai fait faire, on est sûr que dès que le liquide sort par la sonde, les deux yeux sont dans la cavité vésicale. Le pôle mis en rapport avec l'appareil variera nécessairement avec l'ion que l'on voudra introduire. Tous les métaux et les alcaloïdes sont chargés d'électricité positive. Si donc on veut faire pénétrer dans la muqueuse l'ion argent, zinc ou un alcaloïde, il faudra mettre l'appareil en communication avec le pôle positif. Si au contraire on veut faire pénétrer un ion chargé d'électricité négative, comme l'iode, l'ion salicyle il faudra mettre l'appareil en communication avec le pôle négatif. En effet, les électricités de même sens se repoussant, l'ion tendra à s'éloigner de l'électrode et à pénétrer dans les tissus.

Le titre des solutions employées variera suivant qu'elles sont plus ou moins caustiques. Ainsi on pourra très bien avoir une solution de salicylate de soude à cinq pour cent. Si on prend du chlorure de zinc, il vaudra mieux employer une solution plus faible, à un pour cinq cent par exemple. Le nombre de milliampères variera de deux à cinq, suivant que la quantité de liquide intra-vésical sera plus ou moins grande. La durée de la séance sera de dix à quinze minutes.

Avant de commencer l'ionisation, on doit faire un lavage très soigné de la vessie avec de l'eau contenant en solution une petite quantité de l'ion employé : il faut, en effet, que la vessie contienne le moins d'ions étrangers à l'ion choisi. La solution doit être introduite avec une température à peu près semblable à celle de l'urine, surtout si la vessie est excitable, et elle doit être très lentement poussée.

Il est bon d'ouvrir de temps en temps le robinet pour voir si le liquide intra-vésical s'écoule facilement et si les connexions sont bien établies.

On doit aussi déplacer légèrement la sonde latéralement et d'avant en arrière pour que les orifices de la sonde ne restent pas situés à la même place pendant toute la durée de la séance.

Après l'ionisation il est préférable de laisser dans la vessie une certaine quantité du liquide ayant servi à l'ionisation, surtout si on emploie du salicylate de soude.

Comment agit l'ionisation?

Le courant a, en quelque sorte, une action élective pour la partie malade : en effet l'électricité passe par le point qui offre moins de résistance, par exemple au niveau des points enflammés ou de l'ulcération. 1° Elle agit par l'ion salicyle qui va produire une action antiseptique profonde; 2° et une action sur les terminaisons intra-muqueuses des nerfs de la vessie; 3° il faut ajouter que l'électricité, par son action sur les vaso-moteurs, agit aussi par elle-même et aide beaucoup l'action de l'ionisation.

La haute fréquence a été appliquée dans ces derniers temps au traitement des cystites tuberculeuses, par MM. Heitz Boyer, Marion, Parizi, Papin.

Pour que le traitement réussisse il faut que le foyer cause de cystite ait été éliminé. Il faut donc, après que le rein tuberculeux a été enlevé, que le second rein soit sain. Il faut aussi que le moignon de l'uretère dont le rein a été enlevé ne soit pas lui-même tuberculeux. On ne doit pas employer la haute fréquence, dans le cas de cystite diffuse : l'ionisation salicylée est ici le traitement de choix. Il faut réserver la haute fréquence pour les cas d'ulcération limitée.

On peut faire de la diathermie simple en touchant l'ulcération avec une électrode appropriée. Il faut cependant ici faire bien attention. La diathermie avec contact (thermo-pénétration) n'est pas dangereuse dans le cas de tumeur de la vessie. Il n'en est pas de même dans le cas d'ulcération : ici en effet la paroi vésicale est plus mince et le danger de perforation plus grand.

M. Parizi emploie des étincelles chaudes et à basse tension. On approche lentement l'électrode jusqu'à produire une tache blanchâtre dépassant légèrement les limites de l'ulcération. Il n'y a jamais d'hémorrhagie à raison de l'effet vaso-constricteur de l'étincelle.

Il n'y a jamais de rétraction consécutive. Ce point a une grande importance lorsqu'on traite une ulcération qui avoisine l'orifice urétéral.

Parizi emploie un cystoscope spécial, avec une électrode de gros calibre (12 Charrière) et un plateau de 3 millimètres de diamètre.

Les séances doivent avoir lieu tous les 15 jours, car la réaction est quelquefois assez intense.

2. *Tumeurs.*

Dans ces derniers temps la thérapeutique des tumeurs de la vessie a bénéficié des applications *des courants de haute fréquence.*

Edwin Beer, de New-York, en 1910, eut le premier l'idée de traiter par les courants de haute fréquence les tumeurs de la vessie. Il se servit pour cela d'un cystoscope à cathétérisme urétéral, dans le canal duquel il introduisit un fil de cuivre soigneusement isolé. Comme source de courant il employait les courants provenant du résonnateur d'Oudin. Beer amenait l'extrémité du bout de fil au contact de la tumeur et faisait de l'électro-coagulation.

Nous devons ici expliquer en peu de mots en quoi consiste le *phénomène de l'électro-coagulation.*

Aussitôt que nos cellules arrivent dans les environs de 63° le contenu cellulaire commence à se troubler et la coagulation est complète vers 74°. La plupart des matières

protéiques sont en effet coagulables par la chaleur, de 53°
à 100° suivant la substance. Le phénomène de coagulation
est un phénomène de précipitation avec changement d'état
du corps le rendant incapable de se redissoudre de nouveau.

Il existe plusieurs manières de produire par la chaleur la
coagulation des matières albuminoïdes des tissus, et on
observe entre elles de grandes différences au point de vue
qui nous intéresse.

Lorsqu'on fait agir un corps chaud par rayonnement ou
par contact, les altérations causées par la chaleur ne se produisent qu'au niveau du contact et à une faible profondeur, à moins que le corps ne soit très chaud. Il y a peu de
gradation entre les parties brûlées et les parties intactes,
et la partie mortifiée se trouve en rapport avec un tissu à
peu près sain. Au moment où l'escarre se détache il se
produit des phénomènes réactionnels plus ou moins intenses surtout s'il se manifeste des phénomènes d'infection.

Il n'en est pas de même lorsqu'on mortifie les tissus au
moyen du courant de haute fréquence (électro-coagulation
par thermo-pénétration). 1° La chaleur se développe d'une
manière égale sur tous les points parcourus par le courant, et si on vient à mettre une électrode dans la main
et une autre sur l'épaule, un sentiment de chaleur plus ou
moins profond sera ressenti dans tout le membre ; si le
courant est assez intense, tout le membre peut être électro-
coagulé.

2° Les courants de haute fréquence présentent la parti-
cularité d'aller directement d'un point à un autre, et si sur
la face antérieure de l'avant-bras on met une électrode de
la dimension d'une pièce de 5 francs tandis que sur la face
opposée on place une électrode ayant la forme d'une pièce
de 50 centimes, la partie électro-coagulée aura la forme
d'un cône à sommet formé par la pièce de 50 centimes.

3° L'intensité calorique sera *d'autant plus grande que la*

densité du courant sera elle-même plus intense. Ainsi, dans l'exemple précédent, la chaleur « et partant. la valeur de l'électro-coagulation » sera plus intense au niveau du sommet qu'au niveau de la base. L'élévation de la température est en effet fonction de la quantité d'électricité passant par unité de surface : plus pour une même surface le courant sera intense, et plus l'échauffement sera grand.

4° Lorsque, comme dans le traitement des tumeurs de la vessie, on met une petite électrode de quelques millimètres au contact de la tumeur, et que l'on place soit sur le ventre soit sur les fesses une large plaque, le courant allant directement d'une électrode à l'autre *l'électro-coagulation se produira surtout au niveau de la pointe.* Très souvent on observe à ce niveau un point noir de carbonisation : l'électro-coagulation se fait au dessous de cette escarre et sera d'autant moins intense que l'on se rapprochera de la grande électrode.

L'électrode indifférente étant très large, le cône sera très évasé et l'électro-coagulation ne se fera plus à une petite distance du point de contact. De plus, aussitôt que l'on atteint la couche profonde de la muqueuse, et surtout la couche musculaire, le courant sanguin rafraîchit les parties chauffées et empêche l'électro-coagulation de s'étendre. Il faut nécessairement que le courant ne soit pas trop intense. En employant de 200 à 350 milliampères, le danger de perforation de la vessie n'existe pas.

5° Il faut bien faire attention aux places relatives de la grande plaque et de l'électrode agissante. En effet l'électrode elle-même est froide ; le courant seul développe de la chaleur. Et si nous avons une tumeur située à la partie supérieure de la vessie, il faut mettre la plaque indifférente sur le ventre.

6° Il existe une grande différence entre l'action de la chaleur produite par le galvanocautère et l'action de la chaleur produite par les courants de haute fréquence.

Nous avons vu que les brûlures produites par un thermo-
cautère sont en quelque sorte brutales et les parties mortifiées reposent sur un tissu sain : d'où réaction intense de
ce dernier soit immédiatement, soit au moment de l'élimination. Il n'en est pas de même avec l'électro-coagulation.
Une partie tout à fait mortifiée repose sur une partie qui
l'est moins et ainsi de suite, jusqu'à ce qu'on arrive sur un
tissu normal. Les réactions inflammatoires soit immédiates
soit consécutives seront donc à peu près nulles. De là la
lenteur de la séparation des parties mortifiées et lorsque
ces dernières se détachent, le tissu situé au-dessous est
complètement réparé.

7° Il ne se produit pas seulement une action de mortification : il se produit aussi une action modificatrice dans
les parties surchauffées mais non complètement électro-
coagulées. Cette action peut être due soit à une légère
électro-coagulation réparable soit à l'action même des
courants de haute fréquence, toute action calorique étant
mise de côté. Elle agit d'autant plus que les cellules sont
plus jeunes et en voie de développement.

Quel appareil doit-on employer?

A. *Comme source* :

1° On peut employer les appareils dont le courant
utile est fourni par la bobine de Ruhmkorff. Le courant a
alors une grande tension et une grande quantité.

2° Il vaut mieux se servir d'un transformateur à circuit
magnétique fermé, qui donne une tension plus faible,
mais une quantité plus grande.

3° On peut utiliser le courant de haute fréquence produit par l'arc chantant de Dudell. Un courant de 220 wolts
continu produit un arc qui brûle dans une flamme d'alcool.
On met en série un condensateur et une self.

B. *Comme condensateur* il vaut mieux, si l'appareil est

important, employer un condensateur formé de glaces immergées dans l'huile de pétrole. Ce condensateur a une puissance d'amortissement moindre sur le train d'onde de haute fréquence. De plus le condensateur s'échauffe moins et sa capacité n'est pas altérée.

C. *Le choix de l'éclateur* mérite d'attirer particulièrement notre attention, et il importe d'avoir un éclateur qui permette la production du plus grand nombre possible de trains d'ondes. Il faut, pour cela, pouvoir rapprocher le plus possible les pointes de l'éclateur, en évitant de produire un arc. M. Broca y est arrivé en faisant éclater l'étincelle de haute fréquence dans l'éther ou le gaz d'éclairage. L'arc est ainsi rendu beaucoup plus difficile. L'échauffement est moins grand car il n'y a pas d'oxygène comburant ; la destruction des électrodes est moins rapide. L'étincelle est plus régulière. De plus, il semble que lorsque l'étincelle traverse un milieu carburé, elle décompose le gaz en ses éléments primordiaux et fournit une certaine quantité de chaleur absorbée par la réaction chimique de décomposition.

Les boules de l'éclateur étant plus rapprochées, les trains d'ondes sont beaucoup plus rapides. Suivant l'écartement des boules, le nombre d'étincelles peut varier de 30 à 100 et même 150 sur 42 périodes soit une moyenne de $50 \times 84 = 4.200$ étincelles par seconde. Les étincelles peuvent n'avoir que quelques millimètres de longueur sans qu'il s'en suive une production d'arc. (Quand il se produit un arc, on n'observe pas d'étincelle de haute fréquence.) Dans l'arc chantant de Dudell, les trains d'ondes se suivent d'une manière pour ainsi dire continue : il y a autant de trains d'ondes qu'il y a de vibrations dans le son produit par l'arc.

D. Le mode de réglage et de mesure doit être étudié attentivement. Chacune des spires du petit solénoïde formant la self induction peut être reliée à un plot et chaque plot peut être mis successivement en circuit pour augmenter le courant. Ce mode de réglage est mauvais, car il arrive un moment où l'addition d'un seul plot détermine une augmentation de courant non supportée par le malade. Il vaut mieux avoir un petit solénoïde plat en spirale. Un curseur, en se déplaçant, peut mettre en circuit d'une manière insensible une longueur plus ou moins grande de la spirale. C'est le mode de réglage employé par Gaiffe dans ses nouveaux appareils.

Le galvanomètre doit se placer sur le trajet du courant de haute fréquence : il doit être gradué de 0 à 600. On peut ainsi mesurer d'une manière précise les intensités utilisées, qui ne doivent pas en général dépasser 300 à 400 milliampères, à moins d'indications spéciales.

Les grands appareils de diathermie ne sont pas très

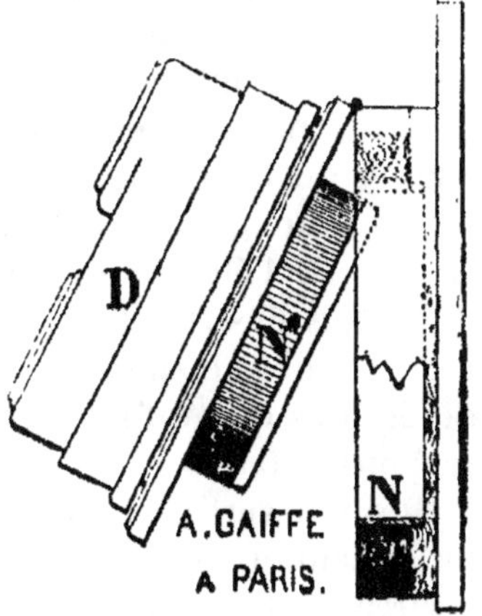

Fig. 29.

pratiques dans la clientèle ordinaire d'un médecin qui ne fait pas spécialement de l'électricité.

En effet : 1° ils coûtent très cher; 2° ils ne sont pas transportables; 3° ils demandent au compteur une intensité souvent trop grande pour lui.

Pour rendre plus facile aux praticiens l'emploi de la haute fréquence dans les maladies des voies génito-urinaires, j'ai prié la maison Gaiffe de construire une installation de diathermie transportable.

L'appareil comprend un transformateur de haute tension de petit volume, un éclateur système Broca, un galvanomètre. Le dispositif employé permet de régler l'intensité dans le circuit d'utilisation depuis les plus petites valeurs et d'une façon absolument progressive.

Il consiste à modifier la distance entre le solénoïde parcouru par le courant de décharge des condensateurs et le solénoïde traversé par le courant d'utilisation.

La figure 29 montre le dispositif de réglage : au moyen d'une charnière, le solénoïde supérieur pénètre plus ou moins dans le solénoïde inférieur.

Je signalerai aussi un petit appareil transportable construit par la maison Drapier et un appareil, plus complet, construit par la maison Baudoin. Ce dernier appareil peut donner de 500.000 à 3.000.000 de périodes.

On peut obtenir : 1° en application directe, suivant la largeur de l'électrode, soit des effets modificateurs, soit des effets destructifs d'électro-coagulation.

2° A faible distance, on peut obtenir des étincelles très différentes qui, à forte intensité et à faible voltage sont carbonisantes.

Si on se sert d'un courant faible avec grande différence de potentiel, on peut obtenir des effluves plus ou moins nourries, et des étincelles dites froides.

Quelle est la technique du traitement?

La méthode ne doit pas être employée dans le cas de tumeurs cancéreuses infiltrées : on doit l'employer seulement dans le cas de petits cancers limités et surtout dans le cas de papillomes, plus ou moins pédiculés. On peut opérer soit dans la vessie remplie d'air, soit dans la vessie remplie de liquide.

Le premier procédé est semblable à celui utilisé par exemple pour traiter les polypes de l'urètre, les cancers superficiels. C'est tout simplement de la fulguration : on tire des étincelles plus ou moins longues. Il faut utiliser pour cela des appareils à grande tension. Ce procédé a été abandonné.

Le deuxième procédé comprend deux variantes. Ou bien on fait de *la simple électro-coagulation* en appliquant l'électrode contre la tumeur; ou bien on *fait de l'étincelage* à travers le liquide qui remplit la vessie.

Le premier procédé est celui de Beer qui a le premier appliqué la haute fréquence au traitement des tumeurs de la vessie et M. le professeur Legueu[1] après de nombreux essais s'est prononcé en sa faveur. M. Marion l'a aussi adopté. Le malade est placé dans la position du cathétérisme de l'uretère avec une grande plaque indifférente formée par une plaque d'étain de 20 sur 30, malléable et appliquée soit sur le ventre soit sous les fesses, suivant la position de la tumeur.

Le cystoscope à cathétérisme de l'uretère étant introduit dans la vessie remplie de 200 centigr. de liquide, on met à la place de la sonde urétérale une électrode représentée par une tige de cuivre soigneusement isolée, du calibre 7 à 8 et terminée par un petit bouton de cuivre : cette électrode a été construite sur les indications de M. Legueu. Elle doit être mise en contact direct avec un des points de la tumeur. La tige de cuivre ne doit pas être formée par un seul fil, mais bien, comme le fait Gentile, par plusieurs fils tressés ensemble : l'électrode redevient alors toujours droite, quand elle a été tordue par les manœuvres faites pour atteindre la tumeur.

L'appareil de haute fréquence étant bien réglé et mis au zéro, on établit le courant au moyen d'un interrupteur à pied que j'ai fait construire par la maison Gaiffe, et qui doit être placé non sur le trajet de la haute fréquence, mais sur le trajet du courant allant du secteur à l'appareil.

1. F. Legueu. De l'électro-coagulation des tumeurs de la vessie. *Archives urologiques*. 30 juin 1913.

L'opérateur peut ainsi lui-même fermer et ouvrir le courant sans avoir besoin d'un aide.

Le courant étant établi, on l'augmente jusqu'à 200 ou 350 milliampères, suivant la grosseur de la tumeur; avec cette intensité on n'a pas à craindre d'accident résultant d'une perforation de la vessie, car la couche muqueuse n'est jamais perforée.

Aussitôt que l'appareil marche, on voit au début une petite lueur et un bouillonnement plus ou moins abondant dû au mouvement de petites bulles de gaz. Le point touché noircit, se creuse légèrement et tout autour apparaît une teinte blanchâtre due à la coagulation des tissus de la tumeur : il faut alors changer les électrodes de place. Le bouillonnement gazeux entraîne parfois des parcelles de la tumeur.

Quand une des faces de la tumeur a été attaquée, on peut agir sur une autre face. Très souvent lorsqu'on retire l'électrode, on voit une petite portion de la tumeur coagulée rester adhérente au bout de la bougie conductrice.

On n'observe jamais de douleurs, du moins quand on ne dépasse pas l'intensité de 200 milliampères et lorsque les pointes de l'éclateur ne sont pas trop éloignées, car dans ce cas, pour une même intensité, la tension est plus forte. On n'observe jamais d'hémorrhagies et celles que l'on constatait auparavant disparaissent par suite de la coagulation qui s'est produite.

Les séances ne doivent pas être trop rapprochées, car toute la partie blanchie par l'électro-coagulation met de quinze à vingt jours pour s'éliminer et ce serait en pure perte que l'on électriserait sa surface. Une séance toutes les trois semaines, du moins pour toutes les parties déjà traitées, est largement suffisante.

L'électrode active, au lieu d'être unipolaire, peut être bipolaire. Dans ce cas l'électro-coagulation reste limitée a l'endroit touché. Il faut, pour cela avoir un appareil

donnant une très grande quantité et une très faible tension.
L'électrode bipolaire n'est guère applicable que chez la
femme dont l'urètre permet l'introduction de cystoscopes
plus gros et plus courts.

L'étincelage a été employé par MM Heitz-Boyer et
Cottenot[1]. On utilise des appareils à quantité faible et à
tension forte et au lieu d'appliquer l'électrode contre la
tumeur, on la place à une petite distance : le courant
passe sous forme d'une petite étincelle. Dans ce procédé
on n'utilise pas les propriétés caloriques du courant et il
n'y a que peu d'électro-coagulation. Les auteurs disent
utiliser seulement l'effet mécanique de l'étincelle.

Comme source électrique il faut employer le résonnateur d'Oudin actionné par une bobine. L'électrode indifférente, formée par une grande plaque métallique placée
sous la malade, est reliée au pôle inférieur du résonnateur
d'Oudin. L'électrode active, reliée au pôle supérieur du
même résonnateur est d'abord appliquée contre la tumeur,
puis éloignée de 1 à 2 millimètres. Une pluie d'étincelles
bleuâtres s'abat sur la tumeur ; celle-ci blanchit rapidement
et si elle est de nature villeuse, on voit ses différentes
franges subir une sorte de pulvérisation : il y a, au dire
des auteurs, une action mécanique de l'étincelle se traduisant par une désorganisation des cellules. Il faut, pour
pouvoir utiliser ces courants avoir des sondes beaucoup
mieux isolées et partant plus grosses, et il est nécessaire
d'avoir un cystoscope spécial.

En somme je crois, pour ma part, que dans l'étincelage
il y a aussi un phénomène d'électro-coagulation et la partie
électro-coagulée, au lieu de se détacher plus tard toute
seule, peut dans certains cas être entraînée par l'action
mécanique de l'étincelle. M. le professeur Legueu, dans

1. Heitz-Boyer et Cottenot. Nouvelle méthode de traitement endoscopique des tumeurs de la vessie. *Associat. franç. d'urologie*, oct. 1912.

une de ces leçons résume très bien la question en disant : Avec les courants de haute tension, nous avons une coagulation moindre et une action disruptive plus grande. Avec la diathermie, nous avons une coagulation plus forte et une action disruptive beaucoup plus faible, mais elle existe aussi et elle n'est pas contestable.

Dans les cas de tumeurs trop volumineuses, on peut opérer d'abord, puis, faire plus tard de l'électro-coagulation, sur le moignon du pédicule.

LEÇON X

B. — **Affections organiques** *(suite)*.

C. *Prostate*. — 1° *Prostatite*.

On donne le nom de prostatite à l'inflammation de la
prostate.

A. La prostatite peut être *aiguë*. Elle survient le plus
souvent au cours de la blennorrhagie soit aiguë soit chronique (46 cas sur 115, Segond). Elle peut aussi survenir
dans les cas d'urétrite développée en arrière des rétrécissements. On a pu la rencontrer dans certaines maladies
générales, comme les oreillons, la variole.

Elle peut survenir spontanément ou à la suite d'un traumatisme agissant sur la prostate (cathétérisme mal fait,
injections trop violentes).

Elle se manifeste: 1° par de la *fièvre,* souvent précédée de
frissons; 2° par une *douleur vive*, accompagnée de battements, s'irradiant aux lombes, au périnée, aux cuisses;
3° par une *dysurie* plus ou moins marquée. Quelques
gouttes d'urine ne sont évacuées qu'au prix d'efforts violents et de douleurs intenses. Quelquefois une rétention
absolue survient, résultant soit du gonflement de la glande,
soit d'un spasme réflexe; 4° par des *troubles de la défécation*. Les garde-robes sont très douloureuses, suivies d'un
ténesme plus ou moins continu, avec sensation de corps
étrangers dans le rectum; 5° l'examen physique doit se
borner au toucher rectal, car le cathétérisme explorateur

présente de sérieuses difficultés, dues au spasme de la région membraneuse et aux déformations de la prostate. Il faut redouter le danger des fausses routes à cause de la friabilité de la glande. Le toucher rectal fait percevoir une douleur plus ou moins intense. La prostate est augmentée de volume, dure, douloureuse.

La prostatite peut être simple ou bien s'accompagner de *péri-prostatite*. Au bout de huit à dix jours l'affection se termine par résolution ou par *suppuration*. Dans ce dernier cas il y a aggravation de l'état général : la fièvre augmente, les douleurs à la miction et à la défécation deviennent plus vives. Il y a des battements perçus par le malade. Au toucher rectal on trouve la prostate augmentée de volume, très douloureuse et moins dure par place, sans cependant percevoir de fluctuation. Les abcès aboutissent en général à une évacuation spontanée qui se fait d'ordinaire dans l'urètre. L'issue par la vessie est rare, mais l'ouverture par le rectum est fréquente.

B. La *prostatite chronique* succède rarement à l'aiguë. Elle complique le plus souvent une urétrite postérieure devenue chronique. Elle survient soit spontanément, soit à la suite d'une irritation locale (injections irritantes, cautérisation, cathétérisme mal fait, fausses routes). Toutes les causes produisant la congestion de la prostate favorisent la prostatite, telles que la constipation habituelle, les excès de coït, la masturbation, la station trop longtemps assise, les excès alcoolique).

Symptomatiquement elle se caractérise : 1° par des phénomènes sensitifs consistant plutôt en un malaise périnéal qu'en véritable douleur. Quelquefois cependant il existe de la douleur périnéale mal localisée, se propageant à la région sacrée, augmentée par la défécation et par la miction ; 2° par un écoulement d'un liquide blanc laiteux, apparaissant pendant la défécation, à la fin de la miction, ou spontanément, par intermittence, sous forme de petites éjaculations; 3° l'urine entraîne des filaments blanchâtres, plus ou moins allongés, quelquefois pelotonnés, en abondance variable, et se montrant seulement dans la première partie de la miction; 4° les *troubles de la miction* sont surtout fréquents dans la neurasthénie (Névralgies vésico-urétrales, parésies vésicales, spasme de l'urètre); 5° il existe souvent des *troubles dans les fonctions génitales* : l'impuissance est fréquente soit par érections nulles, soit par éjaculation rapide. Le priapisme est fréquent, ainsi que la spermatorrhée, surtout chez les adultes; 6° au *toucher rectal*, la prostate est augmentée de volume, et en général plus douloureuse. La pression fait sortir par l'urètre un liquide blanchâtre; 7° l'examen endoscopique est, en général, peu douloureux. Il montre le verumontanum rouge et vascularisé ainsi que toute la muqueuse de l'urètre postérieur. L'orifice des canaux éjaculateurs est très apparent et fait souvent une légère saillie. Il faut se rappeler que la prostatite chronique est rarement une affection à évolution continue : elle procède par poussées et est très tenace : mais son pronostic n'est pas en général grave.

Traitement électrique. Il existe différents traitements électriques des prostatites, qui ont chacun leur indication, suivant que la maladie est aiguë ou chronique et suivant les différentes complications qui peuvent l'accompagner, telles que l'urétrite postérieure accentuée, les troubles génitaux (spermatorrhée, priapisme, impuissance), les abcès et les troubles neurasthéniques qui sont fréquents, même avec une prostatite légère, si le sujet est prédisposé.

1. *Forme aiguë.* Le traitement de choix est le traitement par la haute fréquence, dont la technique a été si bien fixée par le professeur Doumer. On a d'autant plus de cnances de guérison que l'on se rapproche du début et on peut ainsi éviter la formation d'abcès. La haute fréquence agit,

en effet, en modifiant les phénomènes inflammatoires : elle calme l'élément douleur et diminue les phénomènes congestifs. M. Doumer avait remarqué que les pointes de feu situées sur des parties soumises à la franklinisation guérissaient plus vite que lorsqu'elles évoluaient normalement. Il essaya alors de traiter par les courants de haute tension et de haute fréquence les maladies de la peau. Il observa que les maladies cutanées guérissaient d'autant plus vite que les phénomènes inflammatoires étaient plus intenses, par exemple les eczémas, impétigo, ulcères de jambes enflammés. Du traitement des maladies de la peau M. Doumer passa au traitement des maladies profondes, et il traita avec succès la fissure sphinctéralgique, les hémorrhoïdes, les prostatites, les métrites.

Dans le traitement des prostatites aiguës, il faut éviter la voie urétrale, d'abord à cause de la douleur et de la difficulté du cathétérisme, par suite du spasme de la région membraneuse et de la déformation du canal due au gonflement plus accentué d'un des lobes ; ensuite en raison de la friabilité du tissu de la glande et dés fausses routes faciles. On doit plutôt choisir la voie rectale et se servir soit de l'électrode nue de Doumer, enfoncée à 5 à 6 centimètres ; cette électrode doit être cylindrique ou légèrement conique : soit de l'électrode condensatrice d'Oudin.

Si la suppuration s'était produite, le même traitement pourrait être appliqué, à moins qu'on ne se trouve en présence d'un abcès collecté. La haute fréquence agit soit par les phénomènes caloriques qu'elle produit sur son passage soit par son action sur les vaso-moteurs. Les phénomènes caloriques sont indéniables : le courant doit être assez intense et le malade doit éprouver pendant le passage du courant un sentiment de chaleur. L'électrode étant d'un diamètre assez grand (environ 2 cm. de diamètre) les phénomènes d'électro-coagulation sont peu à craindre,

surtout si l'on emploie la technique de M. Doumer. Le pro-
-fesseur Doumer se servait du courant de haute fréquence
produit par une bobine de Rochefort, un condensateur à
pétrole et un éclateur à boule : l'étincelle se produisait dans
l'air. Il faisait rendre au résonnateur d'Oudin son maximum d'intensité. La séance durait de 5 à 10 minutes. Pour
que le courant traverse la prostate, il est important de
mettre le pôle inférieur du résonnateur d'Oudin en communication avec une plaque placée sur le ventre du malade ;
les courants traverseront ainsi sûrement la prostate.

En résumé, la haute fréquence agit sur l'élément douleur et l'élément congestif.

2. *Prostatite chronique*. A. Le même traitement, par la

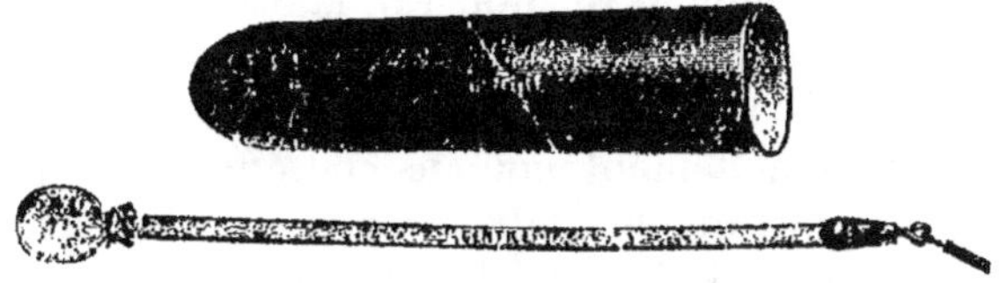

Fig. 30.

haute fréquence intra-rectale avec l'électrode nue de Doumer ou l'électrode condensatrice, peut être employé, surtout lorsqu'il y a des phénomènes de gêne ou de douleur
prononcés, comme par exemple chez les neurasthéniques,
ou bien lorsqu'il y a des complications génitales, telles que
spermatorrhée, priapisme, impuissance : l'intensité doit,
dans ce cas, être moins forte.

B. En dehors de la haute fréquence, on peut employer
l'électromassage de la prostate. J'ai fait construire à cet effet
par M. Gentile (fig. 30) un petit appareil qui comprend :

a. Une mince lame de platine portée sur une tige plate
et souple, d'une longeur de 10 à 15 centimètres. On fixe
à l'extrémité libre de cette tige un des pôles de l'appareil
que l'on emploie.

b. Un doigtier en caoutchouc ordinaire mince.

c. Un deuxième doigtier plus épais et portant sur une de ses faces et à la partie supérieure une série de petits orifices.

On commence par mettre le doigtier le plus mince sur l'index. On entoure ensuite la lame de platine avec un petit sac mince de tissu hydrophile et on l'applique contre la pulpe de l'index. La tige plate descend le long du doigt et le tout est recouvert par le deuxième doigtier, en veillant à ce que les trous soient placés au niveau de la lame de platine recouverte de son tissu. Le doigt ainsi armé est ensuite plongé dans de l'eau boriquée pour humecter l'électrode. Il ne faut pas se servir de vaseline pour introduire le doigt dans le rectum, car la vaseline est un corps isolant. Il vaut mieux se servir d'une solution de savon.

On prend habituellement comme courant le courant faradique ; on réunit un des pôles, le négatif, à la tige de platine, et le pôle positif est relié à une plaque que l'on place sur la paroi abdominale.

On doit employer le courant de la bobine à fil fin, des intermittences rapides et une intensité facilement supportable. La durée de la séance ne doit pas dépasser 4 à 5 minutes : trois séances par semaine.

Ce doigtier est très souple et permet le massage digital sans le gêner nullement, vu la mince couche de platine employée. On ajoute ainsi à l'action du massage celle de l'électricité.

A la place de l'électricité faradique on peut employer soit le courant galvano-faradique, soit le courant galvanique. Il faut dans ce dernier cas éviter de faire passer un courant continu mais procéder par onde, c'est-à-dire partir de 0, aller à un maximum de 8 à 10 milliampères, puis revenir rapidement à 0. Chaque onde ne doit pas durer plus d'une seconde. Dans le cas de courant galvano-faradique, l'intensité galvanique doit être très légère et ne pas dépasser 2 à 3 milliampères.

On peut encore faire de la faradisation, ou de la galvano-faradisation recto-prostatique avec une électrode en charbon d'Apostoli (fig. 26), introduite dans le rectum et une électrode olivaire en argent ou en cuivre placée dans l'urètre prostatique.

A la suite de ce traitement les douleurs spontanées, les sensations de pesanteur disparaissent rapidement, le suintement tend à se tarir. La prostate peut bientôt supporter une pression plus forte sans réagir. Le gonflement diminue aussi avec rapidité ainsi que la dureté. Après chaque séance le malade ressent un grand soulagement.

Quelles sont les bases physiologiques de ce traitement?

Déjà Eckhard avait observé que l'excitation de l'érecteur sacré provoque le déversement dans l'urètre d'une quantité parfois considérable de suc prostatique. Ce déversement se produit seulement au commencement de l'excitation du nerf, ce qui fit supposer à cet auteur que le nerf érecteur sacré n'est pas un nerf sécréteur, mais bien un nerf excréteur. Buxmann, en 1864, dans le laboratoire d'Eckhard, avait expérimenté chez le chien et le chat et avait trouvé que l'irritation faradique pouvait causer une vive sécrétion.

Mislawstky et Borman (Die secretions nerven der Prostate, *Central blatt für Physiolog.*, 1898) font de nouvelles expériences et trouvent que le nerf hypogastrique est le nerf sécréteur : le nerf hypogastrique est d'origine sympathique, tandis que le nerf sacré est un nerf d'origine médullaire.

En 1905, Weckers (*Arch. int. phys.*, 1905), confirme les résultats des précédents auteurs et étudie surtout les vaso-moteurs de la prostate. Il expérimente sur la prostate du chien qui, comme on le sait, est située sur l'urètre, mais ne fait pas corps avec la vessie : une partie très courte de l'urètre la sépare de ce réservoir. Il trouve que les deux racines de l'érecteur sacré ont une action vaso-dilatatrice évidente, mais il ne trouve pas de nerf vaso-constricteur. D'après Mislawstky ces nerfs vaso-constricteurs se trouveraient dans l'hypogastrique, nerf sympathique. Ce dernier nerf serait un nerf mixte qui contiendrait en même temps les vaso-constricteurs et les vaso-dilatateurs. Cet auteur, étudiant avec Wlasaf et Wichnewsky l'innervation de la vessie avait toujours vu ce nerf produire la vaso-constriction des vaisseaux de la vessie et de la région anale, tandis que l'excitation du nerf érecteur sacré produisait la vaso-dilatation.

F. Winkler (*Ann. Electro-biol.*, 1908) fait de nouvelles expériences très concluantes. Il fait chez le chien la symphyséotomie, découvre la prostate, et par une ouverture artificielle faite dans l'urètre, il introduit un petit tube courbe dont un des bouts se trouve au niveau de la prostate. La vessie était ligaturée au niveau du col. Si on excite électriquement la prostate, on voit se produire une forte sécrétion se traduisant par l'avancement par saccades du liquide qui remplit le tube de verre. La même sécrétion se produit si, au lieu d'exciter directement la prostate, on l'électrise au moyen d'une électrode rectale.

La prostate est innervée par le plexus hypogastrique et des deux sortes de nerfs aboutissant à ce plexus, le nerf *hypogastrique ou sympathique* serait spécialement préposé à la sécrétion. Nous avons démontré, avec le docteur J. F. Guyon[1] que ce nerf conduisait les excitations réflexes de sensibilité générale pour la vessie et le rectum : il est probable qu'il en est de même pour la pros-

1. Excitabilité comparée du nerf érecteur sacré et du nerf hypogastrique (*Société de Biologie*, 23 mars 1901).

tate. *L'érecteur sacré*, de provenance médullaire, aurait pour rôle de provoquer l'expulsion. Dans l'électrisation de la prostate ces deux sortes de nerfs sont excités. Les uns (sympathiques) produiraient une activité glandulaire plus marquée ; les autres (érecteur sacré) produiraient une contraction des fibres musculaires de la prostate et aideraient la glande à se vider complètement. Nous verrons, en traitant des urétrites, que le même phénomène se produit dans l'électrisation de la muqueuse urétrale.

C. S'il existe une urétrite postérieure prononcée, il faudra faire de l'ionisation positive avec une boule d'argent, de zinc ou de cuivre dans l'urètre prostatique. Le courant devra être très léger, tout au plus 1 demi à 1 milliampère pendant dix minutes, trois fois par semaine.

On pourra aussi faire de l'ionisation négative en électrolysant une solution de salicylate de soude à 5 pour cent. Cette ionisation se fera avec mon ionisateur muni d'une sonde fenêtrée à sa partie supérieure.

D. Enfin le radium, sous forme de rayons β et de rayons γ sera tout indiqué. Il sera introduit au moyen d'une sonde spéciale au niveau de la région prostatique de l'urètre.

2° *Hypertrophie de la prostate.*

La prostate est un corps musculo-glandulaire qui entoure la partie originelle de l'urètre, surtout sur les côtés et en arrière. Le stroma forme une série rayonnante de loges fibro-musculaires qui contiennent les culs-de-sac glandulaires avec leurs canaux excréteurs.

La prostate se forme au niveau de la partie inférieure des canaux de Müller : de là son analogie avec l'utérus.

En quoi consiste l'hypertrophie de la prostate ? Albarran, Hallé et Motz ont bien étudié cette question. On peut grouper les hypertrophies en trois classes.

A. *Hypertrophies mixtes*, dans lesquelles l'élément glandulaire et l'élément fibreux sont associés.

B. *Hypertrophie glanduleuse*.

C. *Hypertrophies fibreuses* qui sont de beaucoup les moins fréquentes. L'élément musculaire n'y joue qu'un bien petit rôle.

Le terme d'hypertrophie de la prostate est mauvais ; car il ne faut pas croire qu'il s'agit d'une hypertrophie de la glande elle-même. En effet, il résulte des recherches d'Albarran, Hallé et Motz que les tumeurs bénignes de la région prostatique ont leur origine dans les glandes péri-urétrales. M. le professeur Legueu et M. Papin ont démontré que ces tumeurs sont situées dans le segment préspermatique de la masse prostatique.

Le volume de l'hypertrophie peut être plus ou moins important. M. le professeur Legueu fait remarquer avec juste raison que ce ne sont pas les plus grosses prostates qui déterminent le plus de troubles mictionnels. Ces derniers surviennent surtout lorsque la région du sphincter interne a été plus ou moins déformée, plus ou moins rétrécie. Il peut même exister des prostatiques dits sans prostate, chez lesquels des adénomes siégeant seulement dans la région du col et quelquefois très petits, déterminent des troubles mictionnels importants alors que l'aspect extérieur et le volume de la prostate sont à peine modifiés. Dans certains cas la région du col semble comme sclérosée.

Quels sont les principaux symptômes ?

Dans une période prémonitoire, quelquefois fort longue, le malade se plaint de fréquence inusitée des besoins, survenant surtout pendant la nuit : *pollakiurie nocturne*. En même temps la miction est moins facile ; il y a miction retardée et faiblesse du jet. On observe souvent des érec-

tions nocturnes pendant le sommeil : il n'y a pas encore
de rétention.

Ces symptômes s'atténuent ou s'accentuent suivant l'état
plus ou moins congestionné de l'appareil urinaire. Petit à
petit survient une rétention d'urine, habituellement incomplète d'abord (résidu plus ou moins grand) mais qui peut
devenir complète soit transitoirement, à la suite d'une
congestion par excès de boissons alcooliques, ou par suite
d'excès vénériens, soit d'une manière permanente. L'hypertrophie de la prostate s'accompagne alors de tout le
cortège symptomatique de l'infection urinaire, surtout si le
malade n'a pas été sondé d'une manière tout-à-fait aseptique.

Traitement électrique.

Le traitement électrique peut être curatif, c'est-à-dire
dirigé contre l'hypertrophie elle-même ou bien symptomatique, c'est-à-dire destiné seulement à combattre les
troubles de la miction qu'elle entraîne.

1° Le traitement contre l'hypertrophie elle-même n'a
donné que des résultats médiocres. Je ne citerai que pour
mémoire les essais de Casper qui, en 1888, appliqua l'électrolyse dans le traitement de l'hypertrophie de la prostate.
Il enfonçait par le rectum une aiguille à électro-puncture
dans un point de la prostate hypertrophiée. Cette aiguille
était reliée au pôle N d'un appareil galvanique et il faisait
passer pendant 5 minutes un courant de 10 à 25 milliampères. Puis, sans changer de point de pénétration, il retirait
l'aiguille, et l'enfonçait dans 2 ou 3 directions différentes.
Casper cherchait ainsi à opérer une destruction du tissu
prostatique. Ce procédé a été justement abandonné.

Dans certains cas l'électricité peut cependant être employée. Il ne faut pas en effet, comme le fait si bien remarquer M. le professeur Legueu, croire que ce sont les plus
grosses prostates qui déterminent le plus souvent des phé-

nomènes mictionnels. La prostate peut même être petite, surtout dans les cas de contracture, de sclérose du col de la vessie.

Lorsque les obstacles sont orificiels, comme dans le cas de barre au niveau du col, de valvules, d'hypertrophie du lobe moyen, limitée, prédominante, d'hypertrophie de la commissure antérieure, l'électricité sous forme de thermo-pénétration, peut être appliquée avec souvent de grands avantages. Il en est de même dans les cas de petite prostate avec sclérose du col.

Il convient cependant de dire que les résultats sont inégaux et le médecin ne peut rien promettre de définitif à son malade, car beaucoup de résultats sont transitoires et la rétention peut reparaître au bout de quelque temps.

On peut aussi employer les courants de haute fréquence pour compléter et parfaire les résultats d'une prostatectomie totale ayant laissé des lobes erratiques d'adénome, des lambeaux de muqueuse vésicale encombrant l'urètre prostatique.

Avant l'emploi des courants de haute fréquence, Bottini avait essayé de faire de la galvanocaustie intra-urétrale avec un galvanocautère introduit dans l'urètre au niveau de la région prostatique.

Mais il vaut mieux employer les courants de haute fréquence. En 1910, Beer avait établi que l'on pouvait détruire par électro-coagulation les tumeurs de la vessie. En 1913, A. Reymond Stevens appliqua ce procédé pour détruire les obstacles rendant les mictions difficiles ou impossibles. Il traite avec succès deux malades dont l'un avait de la contracture au col vésical et l'autre une hypertrophie du lobe moyen.

La même année G. Luys emploie ce qu'il appelle le forage de la prostate, qui consiste à creuser sous la vue, par les voies naturelles dans l'intérieur de la prostate malade un tunnel au moyen des courants de haute fréquence. M. Heitz-Boyer et M. Papin ont aussi employé la haute fréquence en se servant d'un urétroscope de Mac Carthy, pour essayer de supprimer l'obstacle prostatique, cause des troubles de la miction.

En dehors de l'emploi des courants de haute fréquence pour pratiquer des prostatotomies ou des prostatectomies partielles, on a employé la *radiothérapie*, surtout dans les formes ou l'élément glandulaire est en voie de prolifération. On sait en effet, avec quel merveilleux résultat l'irradiation agit sur les tissus en voie de développement.

On peut utiliser soit le radium, soit et surtout les rayons X.

a. Si on utilise le *radium*, il faudra prendre les rayons β les plus durs et les rayons γ. La voie urétrale est ici tout à fait indiquée, et le radium est appliqué au moyen d'une sonde spéciale.

On prend de 1 à 5 centigrammes de bromure de radium dans un étui en argent de 1 millimètre à 1 mm. 5 de diamètre et on fait des séances d'une durée de 20 minutes à 1 heure et demie, surtout dans les prostates moyennes et molles (Desnos). On peut cependant choisir la voie rectale, surtout si la prostate proémine dans le rectum.

b. Les rayons X ont été plus souvent employés surtout dans les cas d'hypertrophie glandulaire. M. Belot et M. Haret en ont dernièrement bien précisé la technique.

L'irradiation peut être périnéale ou rectale. La voie périnéale doit être préférée : la technique en est plus facile et les inconvénients moins grands. Il faut employer des rayons très pénétrants et en quantité assez grande. Les ampoules Coolidge doivent être préférées, car leur rendement en rayons durs est beaucoup plus grand et plus constant.

Il faut filtrer les rayons avec au moins un millimètre d'aluminium. On doit donner 3 H par semaine avec des rayons de 8 à 9.

Si le malade a un abdomen souple, on peut aussi faire en supplément des séances de radiothérapie à travers la paroi abdominale antérieure, au devant de la vessie, en dirigeant les rayons dans la direction de la prostate. Cette dernière sera ainsi soumise à des irradiations à feux croisés.

2° *Traitement des troubles mictionnels survenant dans le cours de l'hypertrophie de la prostate.*

Le traitement électrique agira surtout dans la période du début, et dans les périodes congestives survenant dans le cours de son évolution. Les rétentions du début pourront alors céder et ne pas reparaître de longtemps, surtout si le régime et l'hygiène sont bons. La miction deviendra plus facile, les mictions nocturnes moins fréquentes ; les douleurs ou le sentiment de pesanteur au périnée disparaîtront.

On pourra employer la *faradisation*, la *galvanisation et la haute fréquence.*

a. Dans la *faradisation*, on peut prendre la prostate entre une électrode olivaire intra-rectale de Tripier, et une électrode intra-urétrale isolée jusqu'à son extrémité prostatique : cette dernière reste libre sur une surface de 4 à 5 centimètres. On peut se servir pour cela de l'électrode que j'ai fait construire par Gaiffe, et qui permet de s'assurer que l'on est bien dans l'urètre prostatique (p. 223.) On fait passer, avec l'extra-courant d'une bobine inductrice à gros fil, des courants poussés jusqu'à la limite tolérable. Les intermittences doivent être d'abord lentes puis de plus en plus rapides pendant 5 à 10 minutes, 3 fois par semaine.

Larat emploie les courants sinusoïdaux avec une électrode intra-rectale de Tripier et une grande plaque sur l'abdomen, au dessus du pubis.

b. *Dans la galvanisation*, on met un pôle négatif intraurétral et une large plaque périnéale. On emploie une intensité de 10 à 30 milliampères, mais pas d'une manière continue, car il se produirait des escarres. Le courant galvanique doit être appliqué ici sous forme d'ondes rapides et en faisant des intermittences fréquentes.

Les courants galvaniques et surtout les courants faradiques peuvent être employés sous forme *d'électro-massage* de la prostate : le mieux est d'employer les courants galvano-faradiques, avec une faible intensité galvanique.

c. *La haute fréquence* surtout dans le cas de poussées congestives est nettement indiquée.

On peut choisir la voie *intra-rectale*, avec l'électrode nue de Doumer, ou mieux avec l'électrode condensatrice d'Oudin.

On peut aussi employer la voie *intra-urétrale*, en faisant passer un courant dans l'urètre prostatique au moyen d'une électrode spéciale (béniqué isolé dans ses 3/4 supérieurs) reliée à la partie supérieure du résonnateur d'Oudin.

Après la prostatectomie, il peut survenir des troubles mictionnels d'origine simplement dynamique, et distincts de ceux tenant à une opération incomplète. Ces troubles sont sous la dépendance d'un fonctionnement déficient du sphincter externe.

Dans ce cas il faudra faire de l'électrisation farado-galvanique localisée, avec une électrode intra-prostatique et une plaque soit périnéale, soit abdominale.

3. *Cancer de la prostate.*

Le traitement radiothérapique est le traitement de choix et présente la même technique que pour l'hypertrophie de la prostate.

Dernièrement MM. O. Pasteau et Degrais ont employé le radium (*Journal d'Urologie*, tome IV, n° 3, 1913). Pour ces auteurs le radium a sur le cancer de la prostate une action certaine. On peut employer le radium en l'introduisant dans la glande : 1° par opération à travers les voies d'accès chirurgicales ordinaires (périnée et vessie); 2° sans opération, par les voies naturelles, rectum ou urètre surtout; ce qui permet d'arriver en pleine tumeur. Les auteurs concluent que cette méthode de traitement est capable de réduire de telle façon une prostate primitivement inopérable, qu'une prostatectomie peut être faite sans danger. Dans d'autres cas, elle peut amener la suppression des hématuries et parfois même la disparition complète de la tumeur et de certaines masses ganglionnaires; 3° on doit, après l'opération, utiliser les applications du radium dans la cavité opératoire.

D. *Urètre*. — 1° *Urétrites*.

a. *Urétrite aiguë*.

Le traitement électrique présente peu d'indications. Il est dangereux de placer dans l'urètre un instrument destiné à agir sur la muqueuse, car on risque de provoquer des prostatites et des cystites; et comme rarement par elle-même, la blennorrhagie détermine ces complications, il vaut mieux s'abstenir. Quant au traitement externe, il est inefficace.

Cependant, dans les cas d'urétrite avec érection douloureuse, on pourra essayer avec fruit le traitement de Doumer qui consiste soit à mettre la verge dans un bain local réuni au résonnateur d'Oudin, soit à promener sur la face ventrale de la verge relevée fortement, une électrode d'ouate mouillée et reliée au résonnateur d'Oudin. Le résonnateur doit donner de 10 à 12 centimètres d'effluves. Ce traitement agit efficacement sur les érections douloureuses et atténue les sensations de tension et de chaleur dans la verge, dans les cas d'urétrite intense.

Dans certains cas on peut utiliser l'ionisation de la manière suivante : faire de grands lavages avec une solution de salicylate de soude à 1 pour 200 et pendant le lavage électriser négativement l'eau qui pénètre dans l'urètre. Pour cela on applique sur le ventre une grande plaque reliée au pôle positif et on met la solution en communication avec le pôle négatif.

b. *Urétrite chronique*.

Au début, les lésions portent seulement sur la muqueuse et les glandes. Plus tard seulement le corps spongieux est atteint. Les lésions portent sur l'épithélium, sur le derme et sur les glandes.

L'épithélium urétral normal est cylindrique stratifié. Sous l'influence de l'urétrite il perd ses caractères normaux et se transforme en épithélium pavimenteux stratifié. Il augmente d'épaisseur et les cellules les plus superficielles s'infiltrent d'éléidine : elles deviennent cornées comme les cellules épidermiques. L'épithélium devient alors rigide, sans souplesse et les substances antiseptiques ont moins d'action sur lui. Plus tard il y a sclérose du derme.

En même temps il y a altération glandulaire. Les glandes peuvent être considérées, surtout si l'on a en vue le canal excréteur, comme un prolongement de la muqueuse urétrale. Il faut décrire :

1. *Les lacunes de Morgagni*, qui ne sont que de simples évaginations de l'épithélium.

2. *Les glandules intra-muqueuses*.

3. *Les glandes sous-muqueuses de Littré* dont les acini plongent dans le corps spongieux et évacuent leur produit de sécrétion dans l'urètre par un canal oblique, long quelquefois de 2 centimètres.

4. *Les glandes de Cooper*, logées dans l'angle qui sépare le bulbe de l'urètre membraneux.

5. *Enfin la prostate*.

Toutes ces glandes peuvent être prises en plus ou moins grand nombre. Quelques-unes, surtout les glandes de

Littré, peuvent avoir leur canal oblitéré d'une manière plus ou moins permanente et on peut quelquefois croire à une guérison complète qui n'existe pas.

Les lésions sont quelquefois localisées en foyer; d'autres fois elles sont plus ou moins irrégulièrement disséminées. Elles se rencontrent surtout dans la région bulbaire et en avant du cul-de-sac du bulbe. Ce dernier est le plus souvent atteint.

Dans les urétrites chroniques, le *traitement électrique* réussira d'autant mieux que les glandes profondes n'auront pas été gravement atteintes.

On pourra employer l'ionisation et la haute fréquence.

A. *Ionisation.*

L'ionisation peut être soit *positive*, soit *négative*.

a. L'ionisation peut être pratiquée *avec l'électrode nue*. Si l'ionisation est positive, on fait un grand lavage de la vessie et de l'urètre avec une solution très faible d'un sel du métal employé, qui consiste en un béniqué n° 40 ou 45 en cuivre, en argent ou en zinc. Il faut être très prudent et éviter de produire l'escarification de la muqueuse. Voici la technique avec l'ion argent. On fait d'abord un grand lavage de la vessie et de l'urètre avec une solution faible argentique (1/2000) et après avoir insensibilisé l'urètre avec une solution de cocaïne à 2 pour cent (5 cm. cubes pendant cinq minutes) on prend un béniqué en argent (fig. 31) relié au pôle positif et on l'enduit de la solution suivante :

        Glycérine. . . . . . . 50 grammes
        Eau distillée 50   —
        Nitrate d'argent . . . 1   —

On fait ensuite passer un courant pendant dix à quinze minutes avec une intensité de 3 à 4 milliampères, deux fois par semaine. Si, par suite du passage du courant, le béniqué venait à adhérer à la muqueuse, il suffirait de renverser le courant et de laisser passer l'électricité pendant quelques secondes pour libérer la sonde : sans cela il pourrait se produire des éraillures de la muqueuse pouvant devenir plus tard une porte d'entrée pour l'infection. Habituellement, l'écoulement augmente un peu pendant la journée, mais le lendemain tout rentre dans l'ordre : l'écoulement tend à diminuer et cesse au bout de dix à douze séances. Il est bon, pour terminer la séance, d'augmenter l'intensité du courant jusqu'à 10 à 15 milliampères et de faire une série d'interruptions, tantôt positives tantôt négatives. On provoque ainsi une contraction des fibres lisses du

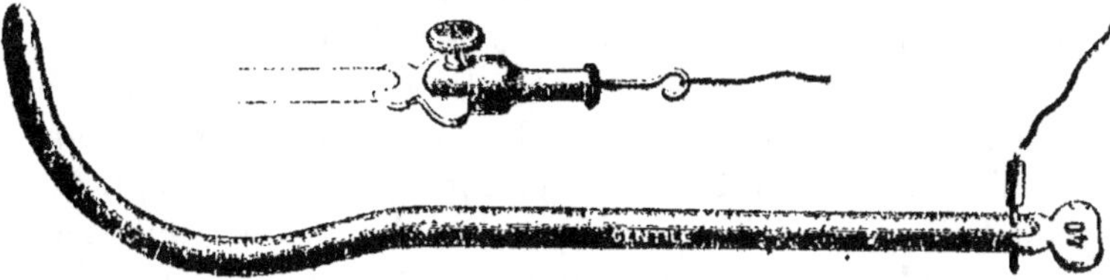

Fig. 31.

canal et une évacuation plus ou moins complètes du contenu glandulaire.

Dans l'intervalle des séances le malade doit faire des injections urétrales soit au permanganate soit au protargol. La même technique peut être employée avec les béniqués en zinc ou en cuivre.

Au lieu de faire de l'ionisation positive, on peut faire tout simplement de *l'ionisation négative* avec un béniqué relié au pôle négatif.

Ce procédé a l'avantage de ne jamais faire d'excoriation de la muqueuse. On n'a pas besoin de renverser le courant, car il n'y a jamais d'adhérences du béniqué à la muqueuse. Il faut employer environ 5 à 6 milliampères pendant 10 minutes.

E. Roucayrol associe le massage de l'urètre à l'ionisation sous le nom de *détersion électrolytique*. Je me suis souvent servi, au lieu de l'appareil Roucayrol d'un dilatateur de Kollmann en faisant avant et après la séance un grand lavage de l'urètre. Le dilatateur de Kollmann est réuni au pôle négatif.

b. On peut, au lieu de l'électrode nue, employer une *électrode électrolytique*, par exemple une solution du métal employé. Comme instrument on peut se servir alors de mon ionisateur, mais avec des sondes spéciales que j'ai fait construire par M. Eynard (fig. 32). La partie postérieure est pleine sur une longueur de 2 centimètres et du diamètre d'un béniqué 50. Le reste de la sonde est d'un diamètre plus petit et creusé d'un canal dont les parois sont percées de petits trous. Le mandrin de mon ionisateur est alors formé par le métal de la solution (argent, zinc ou cuivre). Après un lavage de la vessie et de l'urètre, l'ionisateur armé est introduit dans le canal et lorsque l'on voit le liquide vésical sortir par le robinet de l'ionisateur, on retire la sonde d'un centimètre. On est sûr alors que la partie rétrécie de la sonde arrive jusqu'à l'extrémité postérieure de l'urètre.

On injecte à ce moment très doucement dans le canal la solution à ioniser, de manière à distendre ce dernier légèrement. Le liquide se trouve arrêté en arrière et ne peut refluer en avant car l'orifice de l'urètre se trouve fermé par un petit bouchon conique percé d'un orifice pour le passage de la sonde et maintenu avec les doigts étroitement appliqué sur le gland.

On peut faire de *l'ionisation positive* : M. Maringer emploie une solution de chlorure de zinc à 1/300. Le métal du mandrin doit être alors en zinc. *L'ionisation peut être négative*. On se sert dans ce cas d'une solution de salicylate de soude à 1/200. L'ionisateur est mis en communication avec le pôle négatif.

Dans les *urétrites postérieures* on utilise les mêmes pro-

cédés, mais en les limitant à l'urètre postérieur. *L'électrode
nue* est formée soit par une olive en argent, zinc ou cuivre,
soit par un béniqué spécial que j'ai fait construire par
M. Gaiffe. Ce béniqué permet de s'assurer très facilement
que l'on est bien dans l'urètre postérieur. Il est isolé jusqu'à 2 centimètres de son extrémité et percé dans toute
son étendue d'un petit canal. La vessie étant remplie de
150 grammes d'une solution d'eau et de chlorure de sodium
(solution physiologique) on introduit le béniqué et aussitôt que le liquide s'échappe, on le retire jusqu'à ce que
l'écoulement cesse : on est sûr alors que la partie active
du béniqué est bien dans l'urètre postérieur.

On peut aussi se servir d'un dilatateur de Kollmann à

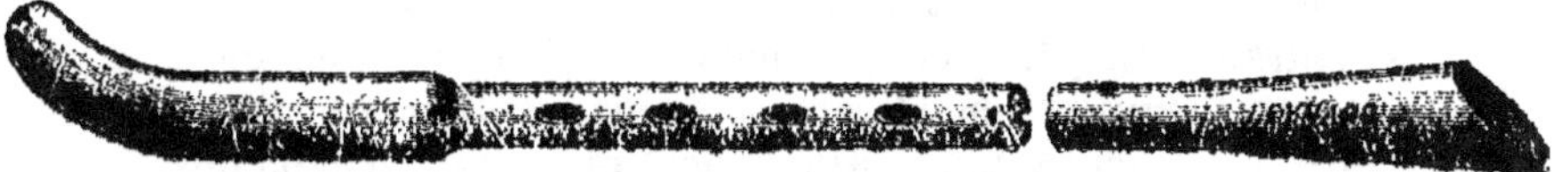

Fig. 32.

4 branches, dans lequel la dilatation ne se produit que
sur une petite surface voisine de l'extrémité terminale.

Si l'on veut se servir d'une *électrode électrolytique* on
prendra mon ionisateur muni d'une sonde percée de trous
près de son extrémité vésicale.

Comment agit l'ionisation? Avec l'*ionisation négative*
on produit des effets modificateurs sur la muqueuse,
d'abord par une action péripolaire de la soude s'accu-
mulant non seulement au niveau du métal, mais pénétrant
aussi dans la partie de la muqueuse qui l'environne; peut
être aussi par absorption de l'ion Cl et de l'ion OH.
On agit ainsi par sclérolyse sur les infiltrations périglandulaires. Le pôle négatif a en outre pour effet, probablement par action péripolaire de la soude, de supprimer
le spasme de la musculeuse de la muqueuse et d'ouvrir
ainsi les orifices des glandes infectées. La série d'inter-

ruption du courant faite à la fin de la séance fait contracter les fibres lisses qui entourent les culs-de-sac glandulaires et favorise ainsi la sortie des sécrétions pathologiques.

Avec *l'ionisation positive*, il y a modification de la muqueuse par la pénétration intra-muqueuse des métaux probablement à l'état naissant ou à l'état colloïdal.

L'ionisation peut être associée aux massages avec dilatation et aux grands lavages sous pression. A propos de ces derniers, nous ne reviendrons pas sur les avantages que présente l'ionisation sur les lavages au point de vue de la désinfection de la muqueuse : en effet le lavage reste toujours superficiel à moins d'être caustique. L'ionisation au contraire fait pénétrer profondément dans la muqueuse l'agent thérapeutique et cela sans aucune effraction. Peut-être avec l'ionisation positive peut-on avoir quelquefois de petites érosions superficielles, surtout quand on se sert de l'électrode nue : le béniqué en effet, adhère assez souvent à la muqueuse et on est obligé de changer le sens du courant pour pouvoir le retirer. Aussi faut-il faire faire au malade en dehors des séances des lavages urétraux avec une substance antiseptique.

C. On peut, en se servant de l'urétroscope, faire de la cautérisation des glandes infectées, soit avec le galvano-cautère, soit au moyen de l'électrolyse. On fait alors une cautérisation positive avec une fine aiguille en zinc (fig. 33).

B. *Haute fréquence.*

La *haute fréquence* peut être utilisée avec fruit.

a. On introduit dans l'urètre un béniqué ordinaire, on le met en communication avec l'extrémité supérieure du résonnateur d'Oudin. Le malade repose sur le lit condensateur mis en communication avec l'extrémité inférieure du même résonnateur. On règle l'appareil de manière à avoir 150 à 200 milliampères. On peut, à la place du béniqué, prendre de préférence un dilatateur de Kollmann.

b. Pour agir sur le gonocoque, on a essayé d'utiliser la haute fréquence sous forme de *thermo-pénétration*. Le docteur Carlos Santos fils, de Lisbonne, a publié un travail sur ce sujet dans les *Archives d'électricité médicale*, janvier 1913. Cet auteur a fait construire comme électrode intra-urétrale, un thermomètre de précision entouré par galvanoplastie d'une couche de cuivre très résistante, quoique mince, sauf sur une fenêtre longitudinale destinée à la lecture. Ce thermomètre va de 30° à 60°. M. Roucayrol emploie des sondes conductrices, qu'il appelle thermo-

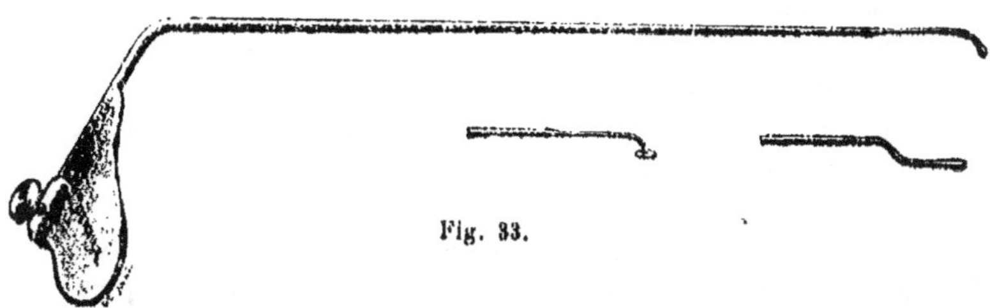

Fig. 33.

phores, et dans lesquelles la température est mesurée au moyen de couples thermo-électriques.

Quelle est la technique que l'on doit employer? 1° Etant donné la propriété des courants de haute fréquence d'aller directement d'une électrode à l'autre, la grande difficulté est de placer convenablement l'électrode indifférente. Rien n'est plus simple pour l'urètre pénien. Il suffit d'entourer l'urètre d'une électrode cylindrique. La verge doit être garnie inférieurement d'une couche longitudinale d'ouate hydrophile mouillée afin que le canal de l'urètre se trouve bien au milieu de l'électrode cylindrique.

Pour l'urètre profond, il faudra mettre une grande électrode indifférente sur les reins, le ventre, les fesses et le périnée.

2° La température n'est pas égale dans les 3 parties de l'urètre. M. Roucayrol a trouvé que sur un sujet normal l'urètre prostatique avait une température de 37°, l'urètre périnéal 33° et l'urètre pénien 26°. Il en résulte que lorsqu'on veut faire de la thermo-pénétration dans l'urètre entier, on doit avoir une électrode pouvant d'abord chauffer l'urètre d'une manière continue à 37° ou 38°. On peut prendre soit une électrode creuse dans laquelle on fait une circulation d'eau chaude à 38°, soit une électrode chauffée à cette température au moyen d'un courant électrique. Ce n'est qu'au bout d'un certain temps que l'on fait passer le courant de haute fréquence produisant la thermo-pénétration.

Il vaut mieux faire l'opération en deux temps, et traiter d'abord l'urètre pénien, puis l'urètre profond. La même électrode peut servir; dans ce cas le courant de haute fréquence passe d'abord dans la partie inférieure, puis dans la partie supérieure de l'électrode.

3° Pour mesurer la température, il vaut mieux comme le fait Roucayrol se servir de couples thermo-électriques : la mesure de la température est beaucoup plus rapide qu'avec le thermomètre à mercure.

4. La coagulation des albumines commence avec une température de 54° à 55°, il vaut mieux, surtout en raison des différences de résistance dans les diverses parties de l'urètre, chercher à produire une température inférieure à ce chiffre, et ne pas dépasser 48°. D'ailleurs le gonocoque meurt à une température de 40° à 43°. On sait que dans la fièvre l'écoulement disparaît. S'il reparaît ensuite, c'est parce que les parties pénienne et périnéale n'atteignent pas toujours la température efficiente.

5. Le nombre de milliampères diffère avec la technique. M. Roucayrol emploie de 1.500 à 2.000 milliampères, la température ne monte pas au-dessus de 48° dans la région prostatique : durée de la séance 20 minutes. En se servant d'une électrode chauffant l'urètre à 38° ou 39° d'une manière égale, je crois qu'il faudra donner moins de courant, car

la température efficiente de 43° sera plus facilement atteinte dans toutes les régions de l'urètre.

b. Comme appareil de haute fréquence, il vaut mieux employer un appareil donnant un nombre moyen de trains d'onde et une tension élevée. Le courant provenant d'un résonnateur d'Oudin serait préférable, la partie inférieure du résonnateur étant en relation avec l'électrode indifférente, et la partie supérieure avec l'électrode active. On surajoute dans ce cas l'action dynamique de la haute fréquence à son action diathermique.

c. La haute fréquence peut être utilisée en application locale dans les urétrites chroniques surtout postérieures. On se sert dans ce cas des urétroscopes à parties optiques de Mac Carthy, plutôt que des urétroscopes à vision directe.

M. Heitz-Boyer l'a utilisée dans deux complications de l'urétrite chronique, la polypose urétrale inflammatoire et l'œdème, surtout l'œdème bulleux : ces lésions se trouvent surtout dans l'urètre postérieur, dans la région du verumontanum.

M. Heitz-Boyer utilise surtout la haute fréquence plutôt sous forme d'étincellage que sous forme d'électro-coagulation : l'étincelle agirait d'une façon non thermique, mais mécanique.

Les polypes sont attaqués par leur base, lorsqu'ils sont pédiculés, ou dans leur masse. Les lésions œdémateuses sont criblées d'étincelles. M. Heitz-Boyer fait une sorte de curetage électrique.

2. *Rétrécissement de l'urètre.*

Trois méthodes sont en présence.

A. L'électrolyse linéaire.

B. L'électrolyse circulaire ou de Newmann.

C. Dilatation électrolytique de Desnos.

A. *Electrolyse linéaire*.

Elle consiste à sectionner électrolytiquement le point rétréci : il s'opère une section chimique au niveau de l'électrode. Il faut choisir de préférence le pôle négatif, car le pôle positif produit des cicatrices plus rétractiles que celles provenant du pôle négatif.

Cette méthode qui repose sur la galvano-caustique chimique fut d'abord indiquée en 1862 par Luigi Ciniselli. Elle fut ensuite appliquée par Tripier (1863) puis par Tripier et Mallez.

Ces derniers auteurs, dans un mémoire publié en 1867, utilisaient un mandrin cylindrique isolé par une sonde jusqu'à une distance plus ou moins grande de son extrémité intra-urétrale. Ils se proposaient de produire une petite perte de substance en employant des courants de quantité et de tension suffisantes. Jardin (1868) au lieu de faire de la galvano-caustique circulaire, inventa l'électrolyse linéaire proprement dite, et construisit un appareil dont le dispositif rappelle l'urétrotome de Maisonneuve. La lame tranchante était remplacée par une lame de platine de même forme et agissait par galvano-caustic. Fort modifia l'instrument de Jardin et construisit un électrolyseur formé par une bougie demi rigide, à l'extrémité de laquelle se visse une bougie conductrice. Un conducteur métallique occupe le centre de la bougie : une de ses extrémités présente un système destiné à mettre l'instrument en rapport avec l'un des pôles de l'appareil galvanique; près de l'autre extrémité ce conducteur forme un triangle plus ou moins saillant et complètement dénudé. C'est lui qui est destiné à opérer la section chimique. Il vaut mieux avoir une série de petites lames se vissant sur une bougie commune et sur lesquelles se visse un conducteur.

On choisit de préférence le pôle négatif qui produit une escarre molle; de plus il n'altère pas la partie métallique de l'électrode. Enfin les bases lubrifient mieux que les acides la partie active et facilitent le fonctionnement de l'instrument.

Avant d'introduire l'électrolyseur, on doit faire un lavage non avec une seringue, mais avec un bock situé à une hauteur de 0,75 au plus, car il faut éviter de traumatiser par pression le canal qui réagit très mal à ce mode de traumatisme. On introduit d'abord la bougie conductrice sur laquelle on visse ensuite l'électrolyseur relié au pôle négatif de la pile. Une grande plaque mouillée réunie au pôle positif est placée sur la région abdominale antérieure. On fait passer un courant de 15 à 25 milliampères pendant dix à trente secondes, suivant que le rétrécissement est plus ou moins serré et en exerçant pendant ce temps une légère pression. Il n'y a en général ni douleur ni hémorrhagie, surtout si on fait au niveau du rétrécissement une instillation de quelques gouttes d'une solution de cocaïne à 1/50 à deux reprises différentes, séparées par un intervalle de cinq minutes. Lorsque le rétrécissement est franchi, on fait un nouveau lavage, toujours avec le bock.

Les jours qui suivent, il faut dilater légèrement et ne pas permettre, après l'élimination de l'escarre, aux tissus de se recoller, car alors la récidive surviendrait sûrement et le tissu serait même plus serré qu'auparavant. C'est d'ailleurs ce qui se produit après l'urétrotomie interne si on ne dilate pas. Pendant les dix premiers jours on peut faire de la dilatation simple, mais plus tard la dilatation électrolytique faite une fois par semaine s'impose pendant deux ou trois mois.

Dans tous les cas, la dilatation doit être faite avec tous les ménagements possibles, sans irriter les parois urétrales, de manière à ne pas produire un traumatisme qui, si léger soit-il, peut compromettre la souplesse de la cicatrice; car, comme le faisait remarquer M. Tripier, toute plaie irritée tend à donner une cicatrice dure.

Doit-on préférer l'électrolyse linéaire
à l'urétrotomie interne?

Les deux procédés sont des procédés rapides qui n'agissent pas sur le tissu scléreux lui-même qui forme le rétrécissement. De plus ils substituent souvent, surtout si un traitement consécutif n'est pas bien fait, une cicatrice nouvelle qui arrive à être aussi dure que le rétrécissement lui même.

On fait de moins en moins des urétrotomies internes, car on peut presque toujours, en mettant une bougie à demeure, monter graduellement un rétrécissement jusqu'à la bougie 8 et 9. On peut alors, ou bien continuer à dilater, ou employer soit l'électrolyse circulaire, soit la dilatation électrolytique. La méthode rapide (urétrotomie interne, électrolyse linéaire) ne doit être employée que dans les cas ou le rétrécissement est très serré, et lorsqu'il y a infection vésicale grave.

Mais ici l'électrolyse linéaire a une infériorité manifeste. En effet, s'il s'agit d'un rétrécissement serré et un peu long, il faut employer un courant très énergique, passant pendant un temps assez long. On produit alors une escarre dont on ne peut pas mesurer l'étendue et qui, en se détachant, peut déterminer des troubles plus ou moins grands (hémorrhagies, infection). L'électrolyse linéaire n'est guère à conseiller que dans les cas de rétrécissement annulaire peu serré, peu étendu, situé dans la région pénienne; ou bien pour faire des urétrotomies complémentaires.

J'ai fait, pour ces derniers cas, modifier par M. Eynard mon béniqué conduit, en l'isolant sur toute son étendue, sauf sur un point sur lequel se trouve soudée une petite lame de platine de 2 à 3 millimètres de hauteur.

Si l'électrolyse linéaire, sauf dans quelques cas bien déterminés, n'est pas à conseiller, il n'en est pas de même des deux autres méthodes, c'est-à-dire le procédé de Newmann et la dilatation électrolytique de Desnos. Ici nous n'avons aucun inconvénient à craindre, et nous n'avons que des avantages à gagner.

B. *Electrolyse circulaire.*

Cette méthode, qui est une modification de celle de Tripier, a été d'abord décrite par Newmann et tous les autres procédés dérivent du sien.

Elle diffère de celle de Tripier en ce que Newmann ne recherche pas l'action galvanocaustique, mais l'action produite par la pénétration péripolaire de la sonde. Newmann se servait d'une olive sans conducteur. Bergonié et Bordier placèrent la partie active, formée d'un anneau, à cinq à six centimètres de l'extrémité d'une bougie : cette partie inférieure de la bougie sert alors de conducteur. L'instrument que j'ai adopté dérive de ces dernières bougies.

L'instrument est formé par une série de bougies de différentes grosseurs. Un mandrin métallique est noyé dans la bougie jusqu'à environ quatre centimètres de son extrémité inférieure.

L'extrémité supérieure du mandrin est libre et sert à fixer le fil qui relie l'instrument à la pile.

A 4 centimètres de l'extrémité inférieure de la bougie trouve un anneau olivaire d'un diamètre un peu supérieur à celui de la bougie. La forme conique est mauvaise, car si l'olive passe avec pression, on peut éprouver quelquefois une grande difficulté pour la retirer s'il existe un talon assez proéminent, surtout lorsque le rétrécissement est élastique.

Cet anneau est relié au mandrin non par le moyen d'une goupille, mais par un procédé spécial que j'ai prié M. Eynard de réaliser (fig. 34). L'anneau étant placé, on fait à ce niveau un petit trou sur l'anneau et sur la bougie, et, on fait passer par cet orifice l'extrémité inférieure du fil métallique situé au centre de la bougie. Le fil est ensuite soudé sur l'anneau. Le contact se fait ainsi d'une manière parfaite. L'anneau lui-même est fixé par une goupille qui transperce la bougie de part en part.

La bougie ne doit être ni trop souple ni trop rigide. Elle doit suivre parfaitement les sinuosités du canal, mais on doit pouvoir aussi exercer parfois une légère pression sur la partie rétrécie.

Les numéros devront se suivre, comme les numéros des bougies. Il n'est pas nécessaire d'avoir des numéros au-dessus de 20 ni au-dessous de 8 ; car au-dessus il est

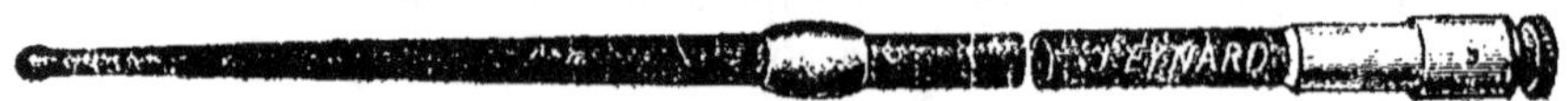

Fig. 34.

mieux de faire la dilatation électrolytique que nous décrirons plus bas, et au-dessous il vaut mieux faire la dilatation ordinaire ou l'urétrotomie interne si elle est impossible.

Voici comment on devra procéder.

L'urètre étant lavé et la vessie remplie, on mesure avec une bougie ordinaire le numéro qui passe à frottement. On prend alors la bougie électrolytique correspondant à un numéro au-dessus, et on fait passer un courant incapable de produire une lésion de la muqueuse. Il est bon d'avoir des bougies de Newmann de petit calibre sur lesquelles puisse s'adapter un conducteur. Car dans le cas de canal difficile, où il faut introduire une filiforme, on peut se servir de ce conducteur comme filiforme et dilater ensuite en vissant sur lui la bougie électrolytique.

L'intensité du courant que l'on devra employer dépend :

1° *Du temps* pendant lequel le courant passe.

2° *De la surface de contact.*

MM. Desnos et Minet ont démontré que la muqueuse urétrale pouvait supporter 1,5 à 2 coulombs par centimètre carré d'électrode : au-delà il peut se produire des lésions plus ou moins étendues.

Un coulomb c'est un ampère passant pendant une seconde.

Prenons une bougie électrolytique et supposons que sa surface soit égale à 2 centimètres carrés. Nous pourrons sans danger faire passer de 3 à 4 coulombs.

Pour savoir combien de milliampères il faudra employer et pendant combien de temps, il suffit de se rappeler que 1 coulomb c'est 1 ampère par seconde, 3 coulombs équivaudront à 3 ampères par seconde.

C'est-à-dire 0,300 pendant 10 secondes.
— 0,030 pendant 100 secondes.
— 0,005 pendant 600 secondes.
C'est-à-dire pendant 10 minutes.

Il vaut mieux rester au-dessous car toute l'olive n'est pas en contact avec le rétrécissement, et se contenter suivant la grosseur de l'olive employée de 3 à 5 milliampères pendant cinq à six minutes.

On ne doit pas passer plus de deux numéros par séance.

On doit mettre le pôle négatif en contact avec la bougie électrolytique. Le pôle positif est en rapport avec une grande plaque abdominale.

Vous savez ce qui se passe.

Il se produit une base au niveau du pôle négatif :

1° Cette base (soude) a d'abord un *effet lubrifiant* qui facilite le passage de l'olive : c'est comme si l'olive était plongée dans une solution de savon. Cet effet lubrifiant serait loin de se produire si au lieu du pôle négatif on mettait par hasard le pôle positif : la difficulté à faire passer l'olive serait alors très grande.

MM. Bergonié et Ravaut, ont vérifié expérimentalement cette action différente des deux pôles.

Ils suspendent un œsophage de poulet verticalement et observent qu'une olive qui passe à frottement dur ne peut plus parcourir l'œsophage si elle est reliée au pôle positif, tandis que lorsqu'elle est reliée au pôle négatif, elle descend librement.

2° Cette base ne reste pas exclusivement à la surface : elle pénètre par action péripolaire dans le tissu du rétrécissement, le ramollit sans produire d'altération sensible de la muqueuse et permet à l'olive de franchir l'obstacle.

Il ne faut pas forcer : la bougie doit passer toute seule et aussitôt qu'elle a passé, il faut la remettre au niveau du rétrécissement pour faire passer le courant pendant 4 à 5 minutes, de manière à modifier par électrolyse le tissu morbide. Il se produit des effets modificateurs non seulement par l'effet péripolaire de la soude, mais encore par absorption de l'ion Cl et de l'ion OH.

On connaît d'ailleurs les effets du pôle N sur les kéloïdes. Brocq enfonce des pointes dans le tissu de cicatrice et en détermine la modification; il suffit encore de rappeler l'action sclérolytique du pôle négatif sur les adhérences articulaires et sur les adhérences pleurales, si bien observée par M. Leduc.

Par suite de ces effets modificateurs éloignés, une séance tous les huit jours suffit.

Après être arrivé au n° 20 il vaut mieux cesser l'électrolyse circulaire et se servir de la dilatation électrolytique de Desnos. Dans l'intervalle des séances, on peut très bien faire tous les deux jours une dilatation avec les procédés ordinaires : on gagnera ainsi du temps, mais il faudra faire une dilatation sans traumatisme, avec une sonde molle que l'on laissera à demeure quelques minutes.

Dans le cas de rétrécissement limité, annulaire, résistant, on peut faire de la dilatation circulaire rapide, en passant de suite un numéro 2 ou 3 fois plus fort : on passe ainsi du 12 au 15 par exemple. On fait alors une véritable cautérisation en même temps qu'une divulsion, et on fait passer pendant quelques secondes un courant de 10 à 15 milliampères. Il faut être très réservé dans l'emploi de cette dilatation rapide.

C. *Dilatation électrolytique.*

Ce procédé si bien décrit par M. Desnos consiste simplement à introduire des béniqués dans l'urètre et à faire passer un courant peu intense pendant quelques minutes.

On utilise seulement l'action résolutive du pôle négatif sur les tissus formant le rétrécissement.

On introduit un béniqué passant à frottement léger. On peut prendre un béniqué ordinaire, ou un béniqué isolé jusqu'à 5 ou 6 centimètres de l'extrémité urétrale.

Le béniqué est réuni au pôle négatif et une plaque en communication avec le pôle positif est placée sur le ventre ou sur les cuisses. On fait passer un courant de un 1/2 coulomb par centimètre carré d'électrode.

Pour cela on n'a qu'à multiplier la hauteur en contact par la moitié du numéro du béniqué. Si cette hauteur est de 6 centimètres et le numéro du béniqué 40, on multiplie 6 par 20 millimètres ce qui donne 12 centimètres carrés. Il faut donc faire passer 6 coulombs, c'est-à-dire environ 0,010 milliampères pendant 10 minutes.

Il vaut mieux aller au-dessous surtout dans les premières séances et lorsque les béniqués sont isolés. Desnos croit même qu'on peut se borner à 2 ou 3 milliampères pendant un quart d'heure.

Il faut faire une séance tous les huit ou dix jours.

Dans l'intervalle on peut faire des séances de dilatation ordinaire ; ces séances doivent être très douces et on ne doit pas chercher à gagner des numéros.

Chez certains malades à urètre difficile le béniqué

demande à être conduit. On peut se servir d'un béniqué
ordinaire avec son conducteur (fig. 35). Pour éviter l'ennui
et quelquefois les dangers d'un béniqué conduit entre des
mains non très expérimentées, j'ai fait construire par
M. Eynard une série de béniqués percés d'un canal central
ayant partout le même calibre sauf à son extrémité inférieure qui est légèrement rétrécie (fig. 36). Le canal est
destiné à laisser passer une bougie choisie de telle manière

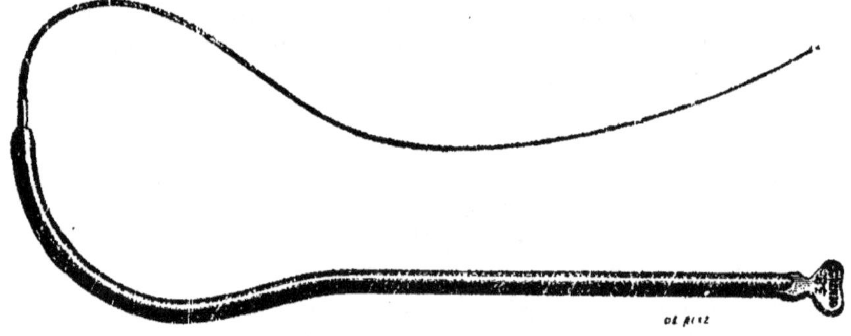

Fig. 35.

que son numéro se trouve légèrement supérieur au diamètre
de l'orifice inférieur. La bougie dépasse ainsi le béniqué de
la plus grande partie de sa portion effilée et peut ainsi servir
de conducteur. On peut employer des bougies ordinaires ;
mais il vaut mieux se servir de bougies à partie conique
plus longue et renforcées au niveau de son point de passage
au niveau de l'extrémité inférieure du béniqué. La bougie
doit être en soie et stérilisée à part. Après avoir déterminé
préalablement avec un explorateur à boule le siège du rétrécissement ainsi que son diamètre, on introduit le béniqué
armé (d'un numéro au-dessus de celui de l'explorateur
à boule) jusqu'au niveau du point supposé rétréci. L'emploi de ce béniqué n'est pas applicable lorsqu'il y a
spasme du sphincter de la région membraneuse de l'urètre.

Dans ce cas il vaut mieux essayer de passer dans

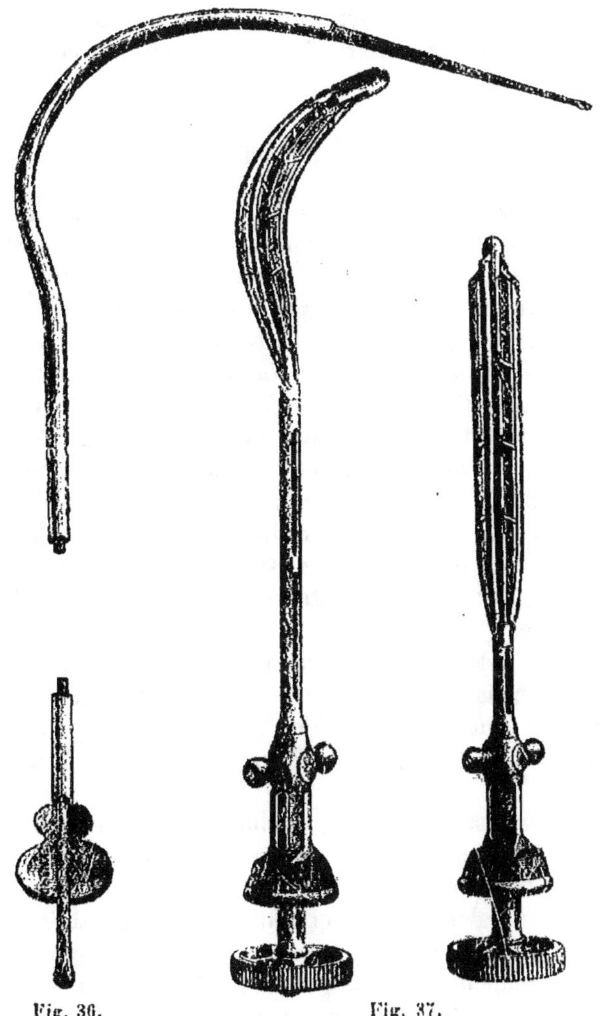

Fig. 36.   Fig. 37.

l'urètre une bougie servant au cathétérisme de l'uretère,

et guider le béniqué creux sur cette bougie. J'ai fait construire récemment des béniqués creux dont la moitié supérieure forme une gouttière : la bougie conductrice peut alors être moins longue.

Quel est le mode d'action de la dilatation électrolytique ?

1° Il se produit d'abord un effet de lubréfaction que nous avons étudié déjà en décrivant la dilatation circulaire.

2° Il se produit ensuite une action résolutive par action péripolaire, action que nous avons aussi étudiée plus haut.

3. On remarque une action remarquable *sur le spasme de la couche musculaire lisse de la muqueuse*. Cette couche lisse est surtout abondante, d'abord au niveau de l'angle péno-scrotal, ainsi que l'a démontré le professeur Albarran, ensuite au niveau du sphincter de la portion membraneuse. Ce sphincter présente en effet deux couches : une extérieure, la plus importante, ou *sphincter strié,* et une intérieure, formé par un épaississement des fibres lisses de la muqueuse, et qui peut atteindre une épaisseur de trois millimètres.

De plus, sur tout le parcours de l'urètre, cette couche musculaire lisse, qui est incapable par elle-même de produire le véritable spasme de l'urètre, peut cependant, par sa continuité, gêner le passage du béniqué le long du canal.

Il arrive assez souvent que chez les personnes nerveuses il est impossible à un certain moment de pousser plus loin le degré de dilatation par les bougies ou béniqués ordinaires : le malade saigne et souffre ; il se produit une irritation de la muqueuse qui provoque alors le spasme.

Dans beaucoup de cas j'ai pu facilement passer du 40 au 55 en deux ou trois séances et le degré de dilatation s'est maintenu d'une manière permanente.

Je ne puis m'expliquer ce résultat ni par la sclérolyse

ni par la divulsion, mais plutôt par une disparition de ce spasme. Ce dernier peut se produire par irritation réflexe, atteindre soit la partie lisse soit la partie striée du sphincter membraneux et empêcher toute dilatation : car il se forme un cercle vicieux ; plus on dilate et plus le spasme augmente. L'électrisation négative, quel que soit son mécanisme, vient à bout de ce spasme et la dilatation se fait alors très facilement. Ce résultat ne se produit pas avec le pôle positif : on éprouve alors encore plus de difficulté qu'avec le béniqué sans électricité.

M. Heurteloup avait bien insisté sur ce relâchement musculaire auquel il avait donné le nom de myolèthe, M. Tripier admet aussi le même mécanisme. Ce dernier auteur pense même que les courants faradiques seraient efficaces pour venir à bout de ce spasme (*Annales d'électrobiologie et de radiologie*, 1907, p. 519).

L'avantage de l'électrolyse circulaire et de la dilatation électrolytique n'est pas seulement celui d'ouvrir une voie à l'urine sans faire de solution de continuité et sans être exposé à voir se former une cicatrice qui s'ajoute au tissu scléreux du rétrécissement : il consiste aussi à agir par sclérolyse sur le tissu morbide. Le procédé est moins rapide qu'avec l'urétrotomie interne ou l'électrolyse linéaire, mais il est beaucoup plus rapide qu'avec la dilatation simple. De plus les résultats acquis ne disparaissent pas.

L'électrolyse circulaire et la dilatation électrolytique agissent surtout sur les infiltrations périglandulaires à un degré plus ou moins grand d'organisation, et favorisent leur résorption. Mais lorsque ces infiltrations se sont organisées en tissu fibreux, l'électricité agit beaucoup moins : on tombe dans le cas de rétrécissement cicatriciel traumatique, où l'électricité a peu d'action. On n'a plus affaire alors à un exsudat inflammatoire, plus ou moins dense, plus ou moins organisé, mais à une véritable cicatrice. On peut avoir de bons résultats, mais il faut un temps très long, plusieurs mois.

En résumé.

1. Si on a affaire à un rétrécissement très serré, il faut introduire une bougie filiforme et la laisser à demeure pendant 3 ou 4 jours. Il est rare qu'on n'arrive pas à dilater le rétrécissement jusqu'au n° 7 ou 8. On peut alors commencer la dilatation circulaire avec les bougies de Newmann. Si la dilatation ne s'est pas produite il vaux mieux faire l'urétrotomie interne. L'électrolyse linéaire n'est pas à conseiller pour les raisons que je vous ai données.

2. Aussitôt que l'on peut pratiquer la dilatation circulaire, on peut la pousser jusqu'au n° 20 bougies et commencer alors la dilatation électrolytique à partir du n° 40 béniqué jusqu'au n° 50 qu'il n'est jamais nécessaire de dépasser.

3. On peut cependant commencer plus tôt la dilatation électrolytique de Desnos, mais il faut alors se servir soit de béniqués conduits, à partir du n° 20, soit de mes béniqués creux à partir du n° 24. A partir du n° 40, le conducteur, à moins de cas spéciaux, n'est plus utile.

3° *Polypes de l'urètre.*

Je m'occuperai surtout des polypes de l'urètre chez la femme. Deux sortes de traitement leur sont applicables.

1. L'*ionisation. Elle peut être négative* et consiste à faire passer avec une petite électrode un courant de 5 à 6 milliampères, de manière à produire la mortification du tissu, ou du moins une modification de sa vitalité.

Mais le mieux est de faire de l'*ionisation positive* avec une petite tige de zinc pur. Les effets sont plus rapides et plus persistants. On peut faire deux séances par semaine de cinq à six minutes avec 8 à 10 milliampères. Il faut néces-

sairement bien surveiller les effets et ne pas produire
d'escarres dépassant les limites de la muqueuse. On peut
avant la séance faire une instillation intra-urétrale avec
quelques gouttes d'une solution de chlorhydrate de cocaïne
à 1/25.

2. *La haute fréquence*. On applique sur la partie malade
de petites étincelles courtes et chaudes, jusqu'à carbonisation de la surface du polype, on opère comme pour traiter
une verrue ou un épithélioma de la peau. On doit se servir
pour produire l'étincelle d'un appareil de diathermie, qui
fournit toujours une étincelle plus chaude. Si l'urètre est
très douloureux, on doit faire une injection intra-muqueuse
avec une très fine aiguille et quelques gouttes d'une solution de cocaïne à 1 p. 100.

L'étincellage peut être remplacé par l'électro-coagulation.

En faisant le traitement des urétrites postérieures chez
l'homme, nous avons décrit le traitement de la polypose
urétrale inflammatoire. Les petits polypes situés dans
le reste du canal pourront être traités de la même façon
que chez la femme.

4° Cavernite scléreuse.

Les corps caverneux peuvent être le siège d'indurations
plus ou moins étendues, gênant très souvent l'érection et la
rendant quelquefois très douloureuse.

Le mieux, dans ces cas, est de faire de l'ionisation négative avec une solution d'iodure de potassium appliquée
sur la partie sclérosée. La solution peut être à 2 p. 100.

On peut aussi appliquer de petites étincelles de haute
fréquence en se servant du résonnateur d'Oudin, soit
directement, soit à travers l'électrode condensatrice d'Oudin.

ERRATA

Page   29, ligne 14, *lire :* produit
Page   56, ligne 22, *supprimer :* nous verrons plus loin
                                    pourquoi ;
Page 114, ligne 13, *lire :* ainsi que l'ont
Page 138, ligne 35, *lire :* si pénibles
Page 146, ligne 24, *lire :* irritabilité vésicale
Page 152, ligne 5, *lire :* interruptions
Page 155, ligne 20, *lire :* dans les cas
Page 163, ligne 6, *lire : Littre*
Page 196, ligne 3, *lire :* sur les trains d'ondes
Page 219, ligne 27, *lire : Littre*
Page 220, ligne 1, *lire :* Littre
Page 238, ligne 6, *lire :* lubrifaction

TABLE DES MATIÈRES

LA ROCHE-SUR-YON. — IMPRIMERIE CENTRALE DE L'OUEST

LA ROCHE-SUR-YON

IMPRIMERIE CENTRALE DE L'OUEST

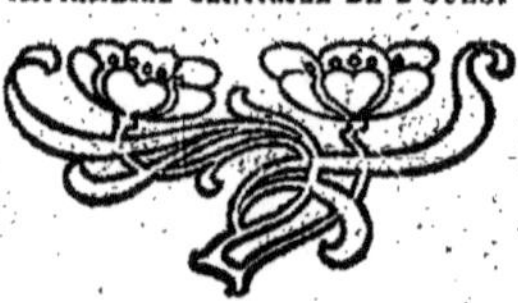

www.ingramcontent.com/pod-product-compliance
Lightning Source LLC
LaVergne TN
LVHW051116060726
842525LV00003B/935